难经校释

第2版

校释单位　南京中医学院

审定单位　山东中医学院

　　　　　河北新医大学

　　　　　黑龙江祖国医药研究所

　　　　　福州市人民医院

人民卫生出版社

图书在版编目（CIP）数据

难经校释/南京中医学院校释.—2版.—北京：人民
卫生出版社，2009.1
ISBN 978-7-117-10835-5

Ⅰ.难… Ⅱ.南… Ⅲ.①难经－校勘②难经－注释
Ⅳ.R221.9

中国版本图书馆 CIP 数据核字（2008）第 175579 号

门户网：**www. pmph. com**　出版物查询、网上书店
卫人网：**www. ipmph. com**　护士、医师、药师、中医
　　　　　　　　　　　　　　　师、卫生资格考试培训

难 经 校 释
第 2 版

校　　释：南京中医学院
出版发行：人民卫生出版社（中继线 010-59780011）
地　　址：北京市朝阳区潘家园南里 19 号
邮　　编：100021
E - mail：pmph @ pmph. com
购书热线：010-59787592　010-59787584　010-65264830
印　　刷：北京铭成印刷有限公司
经　　销：新华书店
开　　本：850×1168　1/32　印张：5
字　　数：122 千字
版　　次：1979 年 10 月第 1 版　2024 年 11 月第 2 版第 21 次印刷
标准书号：ISBN 978-7-117-10835-5/R·10836
定　　价：15.00 元

打击盗版举报电话：010-59787491　E-mail：WQ @ pmph. com
（凡属印装质量问题请与本社市场营销中心联系退换）

前　言

　　《难经》是我国古代医学著作之一。它继承了汉以前的医学成就，并对汉以后的医学发展，有一定的贡献。

　　全书以阐明《内经》的要旨为主，用问答的体裁，辑为八十一难。内容包括生理、病理、诊断、治疗等各方面，特别是对脉诊的论述，尤为精要，有创造性的立说。对三焦和命门的学说，提出了新的论点，并比较系统地论述了奇经八脉的循行、功能与病症以及五腧穴、原穴、俞穴和募穴在针刺治疗上的作用等。本书，对深入研究中医理论，更好地指导临床实践，有着重要的意义。

　　《难经》写作年代较早，文词深奥，又经辗转传抄，讹误难免。为了提高古代医书的质量和便于阅读，对本书进行了校释。在编写过程中，承蒙各协编单位大力协助，刘衡如同志，对校释提供了许多宝贵意见，特表谢忱。由于我们水平所限，不当之处，在所难免，希望读者多加指正。

编　者

1978 年 12 月

校释说明

一、关于《难经》的作者、著作时代及注家

《难经》旧传是春秋时秦越人（扁鹊）所著。但《史记·扁鹊传》、《汉书·艺文志》均无记载，张仲景《伤寒杂病论》序和《隋书·经籍志》虽然提到《难经》，但也未注明作者的姓名。唐代杨玄操《难经注》和《旧唐书·经籍志》才说《难经》是秦越人的著作。根据文献所载，《难经》的著作时代，当在《内经》之后，《伤寒杂病论》之前，经历了较长时间的辗转相传，不断修改、整理、补充的过程，而逐步写成的。

关于《难经》书名的含义，有两种解释：一是以难字作为问难之"难（nàn）"，如徐灵胎《难经经释》自序说："以灵素之微言奥旨，引端未发者，设为问答之语，俾畅厥义也"。一是以难字作为难易之"难（nán）"，如杨玄操序文说："名为八十一难，以其理趣深远，非卒易了故也"。从《难经》的体例和文义分析，前一种说法较为恰当。

《难经》问世以后，历代医家为之作注解的，不下数十家。如三国吴太医令吕广，唐代杨玄操，宋代丁德用、虞庶、杨康侯、庞安时、李子野，金元时代纪天锡、张元素、袁淳甫、谢缙孙、滑伯仁，明代熊宗立、张世贤、马莳，清代徐灵胎、丁锦、黄元御、叶霖，近代张山雷、孙鼎宜、蔡陆仙等。其中有的著作已经失传。此外，还有日本人名古屋玄医、滕万卿、丹波元胤等，也曾作过《难经》注解。在这些著作中，如《难经集注》是集吕广、杨玄操、丁德用、虞庶、杨康侯五家的注释，可以互相补充，有助于对《难经》原文的理解。滑伯仁的《难经本义》和徐灵胎的《难经经释》，说理条畅，是《难经》注本中较好的作品。张山雷的《难经汇注笺正》，汇选诸家言论，提出自己见解，有值得参考之处。

历代注家，也曾作过一定的校勘工作。《难经本义》特列《阙误总类》一篇，指出原文中的错简和缺漏。《难经经释》根据《内经》，以论证《难经》某些错误之处。《难经汇注笺正》立有"考异"一项。另外，还有少数医家认为八十一难的次序，经过后人的编次，已经不是《难经》的原貌，因而重作编排。如丁锦的《古本难经阐注》和日本人滕万卿的《难经古义》等，可以作为研读《难经》时的参考。

二、关于《难经校释》的编写体例

本书的体例，分为"原文"、"校勘"、"注释"、"语译"、"按语"等几项。

（一）原文：均以蓝本为主。根据吴澄的分篇方法，将八十一难分为六篇：一至二十二难为脉学，二十三至二十九难为经络，三十至四十七难为脏腑，四十八至六十一难为疾病，六十二至六十八难为腧穴，六十九至八十一难为针法。

（二）校勘：我们以1956年商务印书馆出版的《难经本义》作为底本，以明本《难经》和一些注本作为对校本，以《素问》、《灵枢》等作为它校本，进行了校勘。

在校勘方法上，以对校和他校为主。如发现底本讹误而有确据者，径在原文中加以改正，于改动处加"脚注序码"标出，在页末脚注中说明原作什么，今据何本改、删或补。如有数本相同时，只列其中最早的一种，其他从略。如底本与校本不同，但不能肯定底本有错误，或校本不同字句有参考价值者，则原文不作改动，亦用"脚注序码"标出，于页末脚注中说明别本作什么，以两存其义。

（三）注释：参考各家意见，结合我们的理解，加以融会，尽可能用语体文进行注释，力求浅显易懂。其有前人注解比较精要，且文字也比较晓畅的，则适当加以引用。其有不同见解，但可互相参考或补充的，则并加引录，以供研究。其音义比较难明的，则适当加以训诂，用汉语拼音字母注音，并加同音汉字兼注。

（四）语译：以直译为主，结合意译。段落与原文一致。句子的标点，除意译者外，亦尽可能与原文标点一致。

（五）按语：主要有以下几种情况者，则加按语说明：1. 除注释外，当需作进一步阐述者；2. 原文前后有联系，可以互相参阅加深理解者；3. 历来争议较多，提出我们的见解，以供参考者；4. 对临床实践有参考价值者。

参加本书编写工作的有：王自强、王新华、法锡麟、孙桐、唐玉虬。

本书初稿完成后，于1978年6月份由南京中医学院、山东中医学院等单位主持召开了"审稿定稿会议"，广泛听取了与会同志的意见，并又进行了最后的修订。

参加审稿定稿会议的有：（按单位笔划顺序）

山东中医学院：崔明修、徐国仟、张灿玾、张善忱、田代华、张志远、邵冠勇、曹其旭、丛林。

河北新医大学：王体仁、李恩复、宗全和。

南京中医学院：周景顺、孟景春、丁光迪、彭怀仁、惠纪元。

黑龙江祖国医药研究所：张缙、裴廷辅。

福州市人民医院：林增祥、吴味雪、孙坦树。

此外并邀请以下同志参加了会议。（按单位笔划顺序）

山东中医学院：张珍玉、周凤悟。

山东中医学院附属医院：陆永昌。

南京中医学院：吴考槃、邱茂良、李春熙。

济南市中医院：李乐园、李廷来。

济南市历下区医院：张子菡。

湖南省中医研究所：李聪甫、谢立奎。

湖北中医学院：李今庸。

编　者

1978 年 12 月

目 录

第一篇　脉学

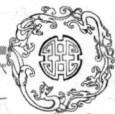

本篇包括第一难至二十二难，主要介绍了脉诊的基本知识、脉学的基本理论以及正常与反常脉象等方面的内容。

在脉诊的基本知识方面，提出独取寸口的诊脉法，并指出寸口部位寸关尺三部的阴阳属性、尺寸的长度及其位置的划分、与脏腑经络的配合关系，以及诊脉的轻重指法等。

在脉学的基本理论方面，首先指出独取寸口可以诊断疾病的原理，在于寸口是"脉之大会"，为十二经脉经气（脏腑之气）汇聚之处；其次又突出寸关尺三部中，尺部脉是十二经脉（脏腑）的根本，为"生气之原"之所系。并还论述了阴阳理论对脉诊的指导意义。

在正常脉象与反常脉象方面，论述了正常脉象是以胃气为根本，脉象是随着四时气候变化而变化的旺脉，并以此辨析其反常脉象。对反常脉象的论述，有辨别脏腑疾病的十变脉、歇止脉和损脉、至脉；有辨别寒热证的迟脉、数脉；有辨别虚实证的损小脉、实大脉；有阴阳相乘的覆溢脉和伏匿脉；还有脉证从舍、脉证相应、色脉尺肤相应以及测知预后良恶等等。

以上这些内容，有许多为目前中医临床所习用，是有一定的指导意义的；对于研究中医脉学，也有其重要的参考价值。

第一难　论切脉独取寸口以诊断疾病的原理

[原文]　一难曰：十二经皆有动脉[1]，独取寸口[2]，以决

五脏六腑死生吉凶之法，何谓也？

　　然：寸口者，脉之大会[3]，手太阴之脉动①也。人一呼脉行三寸，一吸脉行三寸②，呼吸定息[4]，脉③行六寸。人一日一夜，凡一万三千五百息[5]，脉③行五十度，周[6]于身。漏水下百刻[7]，荣卫[8]行阳二十五度，行阴亦二十五度，为一周[9]也，故五十度复会于手太阴。寸口者④，五脏六腑之所终始，故法取于寸口也。

[校勘]

　　①脉动：《脉经》卷一辨尺寸阴阳荣卫度数第四作"动脉"。

　　②人一呼脉行三寸，一吸脉行三寸：《灵枢》五十营篇作"人一呼脉再动，气行三寸，一吸脉亦再动，气行三寸"。

　　③脉：《灵枢》五十营篇作"气"字。

　　④寸口者：《脉经》卷一辨尺寸阴阳荣卫度数第四作"太阴者，寸口也，即"七字。

[注释]

　　[1]十二经皆有动脉：十二经，是手足三阴三阳十二经脉的简称。动脉，指经脉循行部位上的搏动应手处。《难经本义》："皆有动脉者，如手太阴脉动中府、云门、天府、侠白；手阳明脉动合谷、阳溪；手少阴脉动极泉；手太阳脉动天窗；手厥阴脉动劳宫；手少阳脉动禾窌；足太阴脉动箕门、冲门；足阳明脉动冲阳、大迎、人迎、气冲；足少阴脉动太溪、阴谷；足太阳脉动委中；足厥阴脉动太冲、五里、阴廉；足少阳脉动下关；听会之类也。"

　　[2]寸口：切脉部位名称，亦称"气口"、"脉口"。在腕关节桡动脉搏动处。此寸口是概括寸、关、尺三部而言。

　　[3]大会：总会聚、会合的意思。

　　[4]定息：一呼一吸为一息，一息终了称为定息。

　　[5]人一日一夜，凡一万三千五百息：人体经脉共长十六

丈二尺（详见第二十三难），一息脉行六寸，环行一周次，需二百七十息，一昼夜环行五十周，故总计需一万三千五百息。

[6] 周：这里作环绕解。

[7] 漏水下百刻：漏水，即铜壶滴漏，是古代的计时方法之一。用铜壶贮水，水滴下漏于受水壶，壶中有铜人抱漏箭，箭上刻一百度数作为计时标准。漏水下百刻，即一昼夜的时间。

[8] 荣卫：指荣气、卫气，详见第三十、三十二难。荣与"营"通，亦作"营卫"。

[9] 一周：荣卫在一昼夜中循环五十个周次，总称为一周。

[语译] 一难说：十二经都有动脉，单独切按寸口的脉象，诊断五脏六腑疾病的轻重和预后良恶，这是什么道理呢？

答：寸口部位，是十二经脉之气总会合的地方，为手太阴肺经经脉的搏动处。健康人一呼脉气行三寸，一吸脉气也行三寸，一次呼吸终了，脉气共行六寸。人在一日一夜中，一般呼吸一万三千五百次，脉气共行五十个周次，环绕于全身。在漏水百刻的时间内，荣卫在白天循行二十五周次，在黑夜也循行二十五周次，这就为一周，所以五十周次重又会合于手太阴肺的寸口。寸口的部位，是五脏六腑气血循环的起止点，所以诊脉方法可以独取于寸口。

[按语] "独取寸口"的诊脉方法，是《难经》在继承《内经》脉诊的基础上，进一步发展加以运用的。《内经》的诊脉方法，包括全身三部九候诊脉法和人迎寸口诊脉法，而以前者为主。全身三部九候诊脉法与十二经都有联系的，因为十二经脉"内属于腑脏，外络于肢节。"所以这种诊脉法，诊断疾病的原理是易于理解的。而"独取寸口"为什么也能够诊断五脏六腑的疾病呢？《难经》认为：寸口是"脉之大会"，"五脏六腑之所终始"。寸口是属于肺经的动脉。心主血脉，肺主气，

血随气行，所以十二经脉气血的运行，都与肺气有着直接关系。《素问》经脉别论说："脉气流经，经气归于肺，肺朝百脉"。因此，五脏六腑有病，气血运行失常，是通过肺经，反映于寸口。另一方面，还与胃气的作用有关。《素问》五脏别论说："胃者，水谷之海，六腑之大源也，……是以五脏六腑之气味，皆出于胃，变见于气口"因为肺所主之气，不仅与呼吸之气有关，而且与水谷之气也有关，所以胃气又是脉气的根本。这些就是"独取寸口"以诊断疾病的原理所在。

自《难经》提出"独取寸口"的诊脉方法以后，直到现在仍为临床所习用。实践证明，它不仅诊察方便，也确能作为诊断的依据之一。当然，四诊必须合参，不能单凭寸口之脉以决死生吉凶，且在必要时，还可以结合全身三部九候的诊脉法进行判断。

第二难　论切脉的部位和阴阳属性

[原文]　二难曰：脉有尺寸，何谓也？

然：尺寸者，脉之大要会[1]也。从关[2]至尺是尺内，阴之所治[3]也；从关至鱼际[4]是寸内①，阳之所治[3]也。故分寸为尺，分尺为寸。故阴得尺内一寸，阳得寸内九分[5]，尺寸终始一寸九分，故曰尺寸也。

[校勘]

① 寸内：原作"寸口内"。《难经汇注笺正》："寸口内，《难经集注》黄氏重刻佚存丛书本无口字，《千金翼》亦作寸内"。据改。

[注释]

[1] 大要会：与"大会"意同。

[2] 关：诊脉的部位名称。位置在掌后高骨（桡骨茎突）内侧下方，处于寸部和尺部之间，是寸、尺的分界，所以称

为关。

[3] 阴之所治，阳之所治：治，治理、管理。关后为阴，尺在关后，主候肾，所以说阴之所治。关前为阳，寸在关前，主候心肺，所以说阳之所治。

[4] 鱼际：手掌拇指侧肌肉隆起处称为鱼，鱼的边缘称鱼际。

[5] 故分寸为尺，分尺为寸。故阴得尺内一寸，阳得寸内九分：分，是分离、分开的意思。从腕关节到肘关节（屈侧面）计长一尺一寸（以"同身寸"计）。以关为界，从肘中的尺泽穴到关后长一尺为尺部；从鱼际到关前长一寸为寸部。把总长一尺一寸除去关前的一寸，其余为尺部；除去关后的一尺，其余为寸部。所以说：分寸为尺，分尺为寸。但诊脉时并不需要这样的长度，实际是尺部仅取一尺中的一寸，寸部仅取一寸中的九分。所以说：故阴得尺内一寸，阳得寸内九分。

[语译]　二难问：诊脉部位有尺和寸的名称，这是什么意思呢？

答：尺和寸的部位，是十二经脉会合的地方。从关部到尺泽是尺部的范围之内，属于阴气所管理；从关部到鱼际是寸部的范围之内，属于阳气所管理。所以分开关部以上的一寸向下就是尺部；分开关部以下的一尺向上就是寸部。阴只取尺内的一寸，阳只取寸内的九分，尺和寸的起止共长一寸九分，所以叫做尺寸。

第三难　论尺寸太过不及的反常脉象

[原文]　三难曰：脉有太过[1]，有不及[1]，有阴阳相乘[2]，有覆[3]有溢[3]，有关[4]有格[4]，何谓也？

然：关之前者，阳之动也，脉当见九分而浮。过者，法曰太过；减者，法曰不及。遂[5]上鱼为溢，为外关内格，此阴乘之脉也。关之^①后者，阴之动也，脉当见一寸而沉。过者，法曰太过；减者，法曰不及。遂入尺为覆，为内关外格，此阳乘之脉也。故曰覆溢，是其真脏之脉[6]，人不病而死也。

[校勘]

① 之：原作"以"。《增辑难经本义》作"之"字。据改。

[注释]

[1] 太过，不及：脉搏超过正常位置的为太过，反之为不及。

[2] 阴阳相乘：指脉象与部位的反常。阳，指寸部。阴，指尺部。乘，是乘袭、侵犯之意。

[3] 覆，溢：是形容两种反常的脉象。覆，覆盖，有自上向下覆盖之意。脉搏深入尺部的称覆脉。溢，满溢，有自下向上满溢之意。脉搏上冲达到鱼部的称溢脉。

[4] 关，格：关，关闭。格，格拒。都是指阴阳之气隔阻不通的危象。

[5] 遂：《难经本义》："遂者，径也，径行而直前也"。是形容过盛之脉直前无阻的状态。

[6] 真脏之脉：即脉无胃气，脉象毫无从容和缓之态。往往见于病人濒死之前，阴阳气隔绝而产生的脉象。

[语译]　三难问：脉象有太过，有不及，有阴阳之脉互相乘袭，有下覆上溢，有关闭为格阻，它们的具体情况怎样呢？

答：关部前的寸部，是阳脉搏动之处，脉形应该长九分而现浮象。超过九分的，叫做太过；不满九分的，叫做不及。直向上冲达到鱼部的称为溢脉，这是由于阳气被关闭于外而阴气格拒于内，为阴盛乘阳的脉象。关部后的尺部，是阴脉搏动之处，脉形应该长一寸而现沉象。超过一寸的，叫做太过；不满一寸的，叫做不及。直向下行超出一寸，甚至深入尺部的称为覆脉，这是由于阳气被关闭于内而阴气格阻于外，为阳盛乘阴的脉象。所以说覆脉和溢脉，都是真脏脉，病人虽然外形没有明显症状，而往往也会死亡的。

[按语] 本难主要说明覆脉与溢脉的现象、原理及其在诊断上的意义。人体阴阳的不协调就会发生疾病，在脉象上，可以出现太过或不及。覆脉、溢脉则是阴阳失调发展到极其严重的程度，以致阴阳互相乘袭，发生隔阻的表现，因此其预后是不良的。

祖国医学在诊断方面，重视脉证互参。如从临床看，虽然具有较明显的症状，但脉象基本尚正常，是"形病脉不病"，说明气血阴阳失调比较轻微，正气尚存，一般预后较好。假如临床上虽然没有较明显的症状，但脉象却极不正常，是"脉病形不病"，说明气血阴阳失调已很严重，正气衰败，一般预后不良。本难所论覆脉、溢脉，"人不病而死"，即其例证。

第四难　论脉的阴阳

[原文] 四难曰：脉有阴阳之法，何谓也？

然：呼出心与肺，吸入肾与肝，呼吸之间，脾也[1]其脉在中[1]。浮[2]者阳也，沉[3]者阴也，故曰阴阳也。

心肺俱浮，何以别之？

然：浮而大散[4]者心也；浮而短涩[5]者肺也。

肾肝俱沉，何以别之？

然：牢而长[6]者肝也，按之濡[7]，举指来实[7]者肾也。脾者中州[8]，故其脉在中。是阴阳之法也。

脉有一阴一阳，一阴二阳，一阴三阳；有一阳一阴，一阳二阴，一阳三阴。如此之言，寸口有六脉俱动邪[9]？

然：此言者，非有六脉俱动也，谓浮、沉、长、短、滑[10]、涩。浮者阳也，滑者阳也，长者阳也；沉者阴也，短者阴也，涩者阴也。所谓一阴一阳者，谓脉来沉而滑也，一阴二阳者，谓脉来沉滑而长也，一阴三阳者，谓脉来浮滑而长，时一沉也；所谓一阳一阴者，谓脉来浮而涩也，一阳二阴者，谓脉来长而沉涩也，一阳三阴者，谓脉来沉涩而短，时一浮也。各以其经所在，名病逆顺也[11]。

[校勘]

① 脾也：原作"脾受谷味也"。《难经经释》："按'受谷味'三字，亦属赘词"。据删。

[注释]

[1] 呼出心与肺，吸入肾与肝，呼吸之间，脾也其脉在中：《难经汇注笺正》："呼气自内而出，由下达上，则出于上焦之阳分，故曰呼出心与肺。吸气自外而入，由上达下，则内于下焦之阴分，故曰吸入肾与肝。脾居中州，则介乎阴阳上下之交，故曰呼吸之间，亦犹言出入之间，此只以五脏之气，互相贯注，无稍间断而言，欲以明其不可须臾不续之理。"脾脉在中，也包含脉有胃气的意思。即无论浮取、沉取，各种脉象都有从容和缓的感觉。

[2] 浮：脉象的名称。即脉位比较浅表，轻按即可清楚地感到指下搏动，重按反觉指下搏动减弱的脉象。这里是指正常脉象。

[3] 沉：脉象的名称。即脉位比较深沉，轻按不明显，重按方清楚地感到指下搏动的脉象。这里是指正常脉象。

[4] 大散：两种脉象的名称。脉形较正常为大的为大脉；浮而散漫的为散脉。在这里是指正常脉象，是形容脉象较大而有舒散之感。

[5] 短涩：两种脉象的名称。脉体不满原来位置的为短脉；搏动艰涩不流利，有阻滞感觉的为涩脉。在这里是指正常脉象，是形容脉象较短而略有阻滞之感。

[6] 牢而长：牢、长是两种脉象的名称。沉伏而有力的为牢脉；脉体超过原来位置的为长脉。在这里是指正常脉象，是形容脉象较长而有力。

[7] 濡（音义同软），实：两种脉象的名称。浮细无力，轻按略有感觉，重按又似无脉的为濡脉；浮取、中取、沉取搏动都有力的为实脉。在这里是指正常脉象，是形容脉象重按较柔软，当手指上举轻按时又较有力。"

[8] 中州：指中焦。

[9] 邪：在此同耶字。

[10] 滑：脉象的名称。搏动时往来流利，但频率并不增加，指下有滑动感觉的为滑脉。

[11] 各以其经所在，名病逆顺也：经，十二经。十二经分别属于各脏腑，所以这里实际是代表了各个脏腑。如脉象反常、疾病较重、预后不良叫做逆。如脉象正常、疾病较轻、预后良好叫做顺。两手寸、关、尺六部，分别属于各个脏腑（参阅第十八难），它们都有一定的脉象，因此脉象的正常与反常，疾病的轻重，预后的良恶，都可根据各脏腑相应部位的脉象进行分析判断。

[语译] 四难问：诊脉有辨别阴阳的方法，是怎样区分的呢？

答：呼气出于心和肺，吸气进入肾和肝，在呼气与吸气的过程中间，脾的脉气就包含在呼吸浮沉之中。浮脉为阳，沉脉为阴，所以说脉象有阴阳的区别。

问：心和肺都是浮脉，应该怎样区分呢？

答：浮而脉形较大且有放散之感的是心脉；浮而脉体较短略有滞涩之感的是肺脉。

问：肾和肝都是沉脉，应该怎样区分呢？

答：牢而脉形较长的是肝脉；重按较濡，举指轻按时又有力的是肾脉。脾居中焦，所以它的从容和缓之脉包含在浮沉之中。这些就是区别脉象阴阳的方法。

问：脉象有一阴一阳，一阴二阳，一阴三阳；又有一阳一阴，一阳二阴，一阳三阴。照这样的说法，难道寸口有六种脉象一起搏动吗？

答：这样讲，并不是说六种脉象一起搏动，而是说有浮、沉、长、短、滑、涩六种脉象。浮是阳脉，滑是阳脉，长是阳脉；沉是阴脉，短是阴脉，涩是阴脉。所谓一阴一阳，是说脉来沉而兼滑，一阴二阳，是说脉来沉兼滑而长，一阴三阳，是说脉来浮滑而长，有时又出现一沉；所谓一阳一阴，是说脉来浮而兼涩，一阳二阴，是说脉来长而兼见沉涩，一阳三阴，是说脉来沉涩而短，有时又出现一浮。应分别根据各经（脏腑）相应部位脉象的变化，来判断疾病的逆与顺。

[按语] 脉分阴阳之法，在《素问》阴阳别论中已提到"脉有阴阳"，"迟者为阴，数者为阳"等。本难是以浮、滑、长为阳，沉、涩、短为阴，后世医家在此基础上，又提出一些不同的分法，其目的在于从许多脉象中，选择较有代表性的几种脉象，以概括其他脉象，这样可以执简驭繁，便于掌握。现在一般都以浮、沉、迟、数、虚、实六脉为纲，来概括其他各脉象。

各种脉象往往多交互参见，本难所谓"一阴一阳、一阴二阳"等等，就是说明可以两种脉象或三种脉象同时并见。临床上应根据具体脉象加以辨别。

应该注意的是：从"心肺俱浮"到"是阴阳之法也"几段中所举各脉，是描述心、肺、肝、肾等脏的正常脉象，虽然也用了"牢"、"濡"、"短"、"涩"等脉象，但只是形容其近似脉象，并非病脉。《素问》中类似这样描述正常脉象的很多，可以参考。从"脉有一阴一阳"以下，都是讨论病脉，可根据不同部位脉象的变化，来分析判断病在何脏何腑，以及疾病轻重、预后良恶等。

第五难　论诊脉的轻重指法

[原文]　五难曰：脉有轻重，何谓也？

然：初持脉[1]，如三菽[2]之重，与皮毛相得者，肺部也。如六菽之重，与血脉相得者，心部也。如九菽之重，与肌肉相得者，脾部也。如十二菽之重，与筋平者，肝部也。按之至骨，举指来疾[3]者，肾部也。故曰轻重也。

[注释]

[1] 持脉：即按脉、切脉。

[2] 菽（shū 叔）：豆的总称，在此指大豆。三菽、六菽等是以三粒、六粒等大豆的重量，约略说明按脉所用指力的轻重。

[3] 举指来疾：举指，轻按。来疾，脉来有力而急迫。此句与第四难"举指来实"意类似。

[语译]　五难问：诊脉的指法有轻有重，应该怎样掌握呢？

答：开始按脉时，指力如三粒大豆的重量，轻按皮毛就可触到的，是肺部脉；如六粒大豆的重量，按至血脉可触到的，是心部脉；如九粒大豆的重量，按至肌肉可触到的，是脾部脉；如十二粒大豆的重量，按至与筋相平可触到的，是肝部脉；按至骨骼，指上举时脉来有力而急迫的，是肾部脉。所以说按脉的指法是有轻有重的。

[按语]　本难主要阐述诊脉的基本指法。凡初按脉时，先轻手浮取，以后逐渐加重指力，以体察不同深度的脉象变化。因为肺主皮毛、心主血脉、脾主肌肉、肝主筋、肾主骨，它们在肢体的层次，是由浅入深，所以可从不同深度，来了解五脏的状况。在十八难中，还论述了浮取、中取、沉取的诊脉指法，较适用于临床，所以目前一般是采用浮、中、沉的指法。

第六难　论脉的阴阳虚实

[原文]　六难曰：脉有阴盛阳虚，阳盛阴虚，何谓也？

然：浮之损小[1]，沉之实大，故曰阴盛阳虚。沉之损小，浮之实大，故曰阳盛阴虚。是阴阳虚实之意也。

[注释]

[1]损小：损，减少、不足的意思。这里指脉象较弱。小，脉象的名称，脉体比正常细小的叫小脉。一说小脉就是细脉。

[语译]　六难问：脉象有阴盛阳虚，有阳盛阴虚，它们的情况怎样呢？

答：浮取脉象较弱细小，沉取脉象坚实洪大，所以说是阴盛阳虚。沉取脉象软弱细小，浮取脉象坚实洪大，所以说是阳盛阴虚。这就是从脉位、脉象来分辨阴阳虚实的意义。

第七难　论四季的旺脉

[原文]　七难曰：经[1]言少阳之至，乍[2]大乍小，乍短乍长；阳明之至，浮大而短；太阳之至，洪[3]大而长；少阴①之至，紧[4]大而长；太阴①之至，紧细[5]而长②；厥阴之至，沉短而紧③。此六者，是平[6]脉邪？将病脉邪？

然：皆王脉[7]也。

其气以何月，各王几日？

然：冬至之后，初④得甲子少阳王，复得甲子[8]阳明王，复得甲子太阳王，复得甲子少阴王，复得甲子太阴王，复得甲子厥阴王。王各六十日，六六三百六十日，以成一岁。此三阳三阴之王时日大要也。

[校勘]

① 少阴，太阴：原作"太阴"，"少阴"，据《脉经》卷五扁鹊阴阳脉法第二改。下同。

② 长：原作"微"，据《脉经》卷五扁鹊阴阳脉法第二改。

③ 紧：原作"敦"，据《脉经》卷五扁鹊阴阳脉法第二改。

④ 初：原无，据明本《难经》补。

[注释]

[1] 经：指古代医经，即有关医学理论的书籍。《难经》中凡称"经言"的，有些见于《内经》，有些则无所考。所以《难经本义》说："岂越人之时，别有所谓上古文字耶？将《内经》有之，而后世脱简耶？是不可知也"。据《汉书·艺文志》载有医经七种，保存下来的只有《黄帝内经》。因此，《难经》所称"经言"，不见于《内经》的，盖别有所本。本难所言三阳脉，与《素问》平人气象论所云，大致相同，但该篇未及三阴脉。

[2] 乍（zhà 诈）：即"或"和"忽"的意思。

[3] 洪：脉象的名称。脉形宽大有力，来势盛大，去势较弱的叫洪脉。

[4] 紧：脉象的名称。脉搏力量很强，前人形容它好像"牵绳转索"一样。

[5] 细：脉象的名称。脉形细小，但仍能清楚触到的叫细脉。

[6] 平：正常。

[7] 王脉：王，通"旺"字，旺盛的意思。在不同季节中，适应气候正常变化所表现的脉象，称为旺脉。

[8] 甲子：古人用作纪年、月、日、时的符号。这里是用以纪日：甲为十天干之首，子为十二地支之首，以十天干配十二地支，从甲子日起，到癸亥日止，共六十天。

[语译]　七难问：医经上说，少阳时令脉搏的形态，是忽大忽小、忽短忽长；阳明时令脉搏的形态，是浮大而短；太阳时令脉搏的形态，是洪大而长；少阴时令脉搏的形态，是紧大而长；太阴时令脉搏的形态，是紧细而长；厥阴时令脉搏的形态，是沉短而紧。这六种脉，是正常人的脉象，还是病人的脉象呢？

答：这都是与时令相适应的旺脉。

问：它和时令相应是在哪些月份，各旺多少天呢？

答：从冬至节之后，逢第一个甲子日以后，是少阳当旺；再逢第二个甲子日以后，是阳明当旺；再逢第三个甲子日以后，是太阳当旺；再逢第四个甲子日以后，是少阴当旺；再逢第五个甲子日以后，是太阴当旺；再逢第六个甲子日以后，是厥阴当旺。每一经当旺时间各为六十天，六六三百六十天，就成为一年。这就是三阳三阴当旺时日的大概情况。

[按语]　人与自然环境是密切相关的，在不同季节气候的影响下，可以呈现不同的脉象，这是随着阴阳消长的变化而变化的。一年四季，春夏属阳；秋冬属阴。一天之中，白昼属阳；黑夜属阴。从冬至日起阳初生，以后阳渐进，阴渐退，日渐长，夜渐短。少阳之气当旺于冬至后第一个甲子日开始的六十天，约当一、二月，此时阳气刚生，阴气未消，所以脉象表现为乍大（阳）乍小（阴），乍短（阴）乍长（阳）。以后依次推移；阳明之气当旺于三、四月，此时阴气渐消，阳气渐旺但尚未盛，脉象表现为浮大（阳）而短（阴）；太阳之气当旺于五、六月，此时阳气最盛，脉象表现为洪大（阳）而长（阳）。但到夏至日起，阴初生，阴渐进，阳渐退，日渐短，夜渐长；少阴之气当旺于七、八月，此时阴气刚生，阳气未消，脉象表现为紧（阴）大（阳）而长（阳）；太阴之气当旺于九、十月，阳气渐消，阴渐旺但尚未盛，脉象表现为紧细（阴）而长（阳）；厥阴之气当旺于十一、十二月，此时阴气最盛，脉象表

现为沉短（阴）而紧（阴）。因此诊脉时，需要了解四时脉象的正常变化。

第八难　论寸口脉平而死的原理

[原文]　八难曰：寸口[1]脉平而死者，何谓也？

然：诸十二经脉者，皆系于生气之原[2]。所谓生气之原者，谓十二经之根本也，谓肾间动气[3]也。此五脏六腑之本，十二经脉之根，呼吸之门[4]，三焦之原。一名守邪之神[5]。故气者，人之根本也，根绝则茎叶枯矣。寸口脉平而死者，生气独绝于内也。

[注释]

[1] 寸口：这里指寸部。

[2] 皆系于生气之原：系，连属、联系。生气，即原气，亦称元气。原，是本原、根源的意思。

[3] 肾间动气：指两肾之间所藏的元阳之气。静为阴，动为阳。动气即有阳气的含义。

[4] 呼吸之门：门，门户，司开合出入，含有"关键"之意。呼吸之门，即呼吸功能的关键。可联系"肺为气之主，肾为气之根"理解。

[5] 守邪之神：守，防御。神，功能的意思。守邪之神，即防御外邪侵袭的功能。

[语译]　八难问：寸部脉还较正常而患者却死亡的，这是什么原因呢？

答：所有十二经脉，都联系于生气的本原。所谓生气的本原，就是十二经脉的根本，也是指两肾之间的动气。这是五脏六腑的本源，十二经脉的根源，呼吸功能的关键，三焦的泉源。又可称之为防御病邪侵袭的一种功能。所以说人体的生气，是人生命的根本，如果根本已经断绝，茎叶也就枯槁了。

寸部脉虽较正常而患者却死亡的，就是由于生气首先断绝于内的缘故。

[按语] 本难是从"寸口脉平而死"的原理，着重阐明生气在人体的重要性，及其与尺脉的关系。所谓"生气"，实是指肾中所藏的元气，亦即元阴、元阳之气；而这里又偏重于元阳之气。肾为先天之本，肾中元气，关系到整个人体的生命活动，所以说它是"五脏六腑之本，十二经脉之根，呼吸之门，三焦之原"，也是"守邪之神"，以突出其在人体的重要性。元气不足，则抗邪力弱；元气衰竭，就会导致死亡。

从尺部、寸部之脉而言，尺部属肾，寸部属心肺，所谓"寸口脉平"，是说寸部脉尚较正常（并非毫无病象），而尺部脉则已发生明显变化。这和第十四难所说"上部有脉，下部无脉"之意相似。生气的本原衰绝，它在脉象上的表现，就可能使尺脉发生明显变化，甚至触不到搏动。这时，人的生命就会受到严重威胁，乃至死亡了。后世"脉贵有根"之说，一指尺部有脉，一指沉取有脉（沉部也属于肾，见第四难）。这一理论也来源于此。又《难经本义》说："此篇与第一难之说，义若相悖，然各有所指也。一难以寸口决死生者，谓寸口为脉之大会，而谷气之变见也。此篇以原气言也。人之原气盛则生，原气绝则寸口脉虽平犹死也。原气言其体，谷气言其用也"。可供参考。

关于"生气"、"三焦"问题，尚可参阅第二十五、三十一、三十六、三十八、三十九等难。

第九难　论从迟数脉辨别脏腑疾病

[原文] 九难曰：何以别知脏腑之病耶？

然：数[1]者腑也，迟[2]者脏也。数则为热，迟则为寒。诸阳为热，诸阴为寒。故以别知脏腑之病也。

[注释]

[1] 数（shuò 朔）：脉象的名称。脉搏快，一呼一吸超过五次的为数脉。

[2] 迟：脉象的名称。脉搏慢，一呼一吸不满四次的为迟脉。

[语译] 九难问：怎样从脉象上来辨别脏腑的疾病呢？

答：数脉主腑病，迟脉主脏病。数脉是热证，迟脉是寒证。一般出现阳脉的是热证，出现阴脉的是寒证。因此可以根据脉象的迟数来辨别脏腑的疾病。

第十难　论一脏脉象的十种变态

[原文] 十难曰：一脉为十变[1]者，何谓也？

然：五邪[2]刚柔相逢[3]之意也。假令心脉急[4]甚者，肝邪干[5]心也；心脉微急者，胆邪干小肠也；心脉大甚者，心邪自干心也；心脉微大者，小肠邪自干小肠也；心脉缓[6]甚者，脾邪干心也；心脉微缓者，胃邪干小肠也；心脉涩甚者，肺邪干心也；心脉微涩者，大肠邪干小肠也；心脉沉甚者，肾邪干心也；心脉微沉者，膀胱邪干小肠也。五脏各有刚柔邪，故令一脉辄变为十也。

[注释]

[1] 一脉为十变：指一脏的脉象，产生十种变态。

[2] 五邪：五脏、五腑的病邪。

[3] 刚柔相逢：刚与柔是相对立的。刚属阳，这里代表腑；柔属阴，这里代表脏。相逢，相互影响、传变的意思。刚柔相逢，即脏腑病邪可以相互影响、传变。

[4] 心脉急：心脉，指心脉部位——左寸部。急，是一种急迫有力，似弦、紧的脉象。

[5] 干：侵犯。

[6] 缓：脉象的名称。脉搏略慢，一呼一吸四至的叫缓脉。

[语译] 十难问：一脏的脉象产生十种变态，它的情况是怎样的？

答：这是概括说明五脏五腑之邪相互影响、传变的意思。假如心脉急象明显的，是肝邪侵犯心脏；心脉急象轻微的，是胆邪侵犯小肠；心脉大象明显的，是心邪自犯心脏；心脉大象轻微的，是小肠邪自犯小肠；心脉缓象明显的，是脾邪侵犯心脏；心脉缓象轻微的，是胃邪侵犯小肠；心脉涩象明显的，是肺邪侵犯心脏；心脉涩象轻微的，是大肠邪侵犯小肠；心脉沉象明显的，是肾邪侵犯心脏；心脉沉象轻微的，是膀胱邪侵犯小肠。五脏都各有脏腑之邪互相影响，所以使得一脏脉象往往变化为十种形态了。

[按语] 脏腑疾病，可相互影响，在脉象上，就会产生多种变态。本难是从以下几点加以说明的：（1）五脏在寸、关、尺三部各有一定部位（参阅第十八难）。（2）五脏各有一定的脉象，如心脉大，肝脉急，脾脉缓，肺脉涩，肾脉沉。（3）五脏与五腑相配合，但脉象与脉位，是以脏为主的。（4）脏病较深较重，腑病较浅较轻。本难是举心脉为例，其余可以此类推。

在临床上，脏腑疾病及其相互传变比较复杂，脉象的变化也很多，但不宜把它公式化，而应该从实际出发，脉证互参，进行诊断。《难经汇注笺正》说："脏脉甚而腑脉微，说得太呆。须知脏腑诸气，随在变迁，无病之脉已是各随其人之体质，而强弱不同，若其有病，则进退盛衰，更无一定，岂可拘执不化。"

第十一难　论歇止脉与脏气的关系

[原文]　十一难曰：经言脉不满五十动而一止[1]，一脏无气者，何脏也？

然：人吸者随阴入，呼者因阳出[2]。今吸不能至肾，至肝而还，故知一脏无气者，肾气先尽也。

[注释]

[1]　止：指脉搏的歇止。

[2]　吸者随阴入，呼者因阳出：阴、阳，这里指脏器部位的上下而言。肝肾在下为阴，心肺在上为阳。吸者随阴入，呼者因阳出，与第四难"呼出心与肺，吸入肾与肝"之意相同。

[语译]　十一难问：医经上说，脉搏不满五十次而歇止一次，是一脏得不到精气供养而无生气。究竟是哪一脏呢？

答：人吸气时气是随肝肾阴分而深入，呼气时气是随心肺阳分而外出。现在吸气不能到达肾脏，只到肝脏便返回了。所以知道一脏无气的，是肾得不到供养而其气先衰竭了。

[按语]　"脉不满五十动而一止"，这是一种歇止脉。后世对歇止脉一般分为三种：脉搏快而有不规则歇止的为"促"脉；脉搏慢而有不规则歇止的为"结"脉；脉搏较慢而有规则歇止的为"代"脉。本难所述，属于代脉。

在临床上，代脉也有虚有实，如气血虚弱证可见，气滞血瘀证亦可见（偶可见于正常人）。至于属于何脏疾病，应该综合其他症状进行分析。所以《难经经释》："按灵（枢）根结篇四十动一代，一脏无气，至不满十动一代，五脏无气云云，并不指明先绝之脏，盖必审其何脏受病，则何脏先绝，此定理也。若此所云，则一肾、二肝、三脾、四心、五肺，不必以受病之脏为断，恐无是理。"

第十二难　论虚实误治

[原文]　十二难曰：经言五脏脉已绝[1]于内[2]，用针者反实其外[2]；五脏脉已绝于外，用针者反实其内。内外之绝，何以别之？

然：五脏脉已绝于内者，肾肝气已绝于内也，而医反补其心肺；五脏脉已绝于外者，心肺气①已绝于外也，而医反补其肾肝。阳绝补阴，阴绝补阳，是谓实实虚虚[3]，损不足益有余，如此死者，医杀之耳。

[校勘]

①气：原作"脉"字，《灵枢》九针十二原篇："五脏之气，已绝于外"，及上文"肾肝气"，"脉"作"气"义长，据改。

[注释]

[1] 五脏脉已绝：绝，虚损不足的意思。这里的五脏是指某些内脏，并不是说整个五脏都已虚损不足。

[2] 内、外：肝肾属阴为内，心肺属阳为外。

[3] 实实虚虚：前一实字指补法，后一实字指实证，前一虚字指泻法，后一虚字指虚证。

[语译]　十二难问：医经上说，五脏脉象反映脏气已虚损于内部，医生针刺治疗时反而补其外部；五脏脉象反映脏气已虚损于外部，医生针刺治疗时反而补其内部。这种内、外虚损的情况，怎样区别呢？

答：五脏脉已虚损于内部的，是指肾肝的脏气已经虚损于内部，而医生反补其心肺；五脏脉已虚损于外部的，是指心肺的脏气已经虚损于外部，而医生反补其肾肝。属阳的心肺虚损反补属阴的肾肝，属阴的肾肝虚损反补属阳的心肺，这就叫做补实泻虚，损害不足而补益有余。像这样死亡的，是医生误治而造成的。

第十三难　论色脉尺肤诊法之间的关系

[原文]　十三难曰：经言见其色而不得其脉，反得相胜[1]之脉者即死，得相生[1]之脉者，病即自已。色之与脉当参相应[2]，为之奈何？

然：五脏有五色，皆见于面，亦当与寸口、尺内[3]相应。假令色青，其脉当弦[4]而急；色赤，其脉浮大而散；色黄，其脉中缓而大；色白，其脉浮涩而短；色黑，其脉沉濡而滑。此所谓五色之与脉，当参相应也。脉数，尺之皮肤亦数[5]；脉急，尺之皮肤亦急；脉缓，尺之皮肤亦缓；脉涩，尺之皮肤亦涩；脉滑，尺之皮肤亦滑。

五脏各有声、色、臭、味[6]，当与寸口、尺内相应，其不应者病也。假令色青，其脉浮涩而短，若大而缓为相胜；浮大而散，若小而滑为相生也。经言知一[7]为下工，知二[7]为中工，知三[7]为上工。上工者十全九，中工者十全七，下工者十全六。此之谓也。

[注释]

[1]　相胜、相生：这是用五行生克的理论说明五脏与色脉的关系（包括声、臭、味）。肝属木，心属火，脾属土，肺属金，肾属水。五行相生次序是：木生火，火生土，土生金，金生水，水生木。五行相克次序是：木克土，土克水，水克火，火克金，金克木。五脏各有一定的色脉，它们之间如出现相克的情况，叫做相胜，也叫相乘；出现相生的情况，就叫相生。一般地说，相生的预后较良，相胜的预后不良。下文举肝为例，说明这种相生相胜的情况。

[2]　当参相应：参，参合。相应，互相适应的意思。

[3]　寸口、尺内：寸口，这里统指寸、关、尺三部。尺内，指关部到尺泽穴一段的皮肤，即下文所称"尺之皮肤"，

亦简称"尺肤"。

[4] 弦：脉象的名称。脉形长而直，如按弓弦的为弦脉。

[5] 脉数，尺之皮肤亦数：《难经集注》丁曰："数即心也，所以臂内皮肤热也"。《难经经释》则认为："按《灵（枢）》邪气脏腑病形论云，调其脉之缓急大小滑涩……，今去大小而易数字。数者，一息六七至之谓，若皮肤则如何能数？此必传写之误，不然，则文义且难通矣"。并录之以供参考。

[6] 五脏各有声、色、臭（xiù 嗅）、味："臭"字，指嗅觉感到的五种气味，统称"五臭"。五脏与声、色、臭、味（参见第三十四难）及脉象、尺肤相应情况，列表于下。

[7] 知一、知二、知三：一、二、三，指色、脉、尺肤三种诊法。能掌握其中一种的叫知一，掌握其中二种的叫知二，掌握三种的叫知三。

[语译] 十三难问：医经上说，看到病人所表现的面色而得不到和它相适应的脉象，反而得到相胜脉象的，可能死亡，得到相生脉象的，疾病就会自然痊愈。面色和脉象应当相互适应，究竟怎样进行诊察呢？

五脏与声色臭味脉尺肤相应表

五脏		肝	心	脾	肺	肾
五行		木	火	土	金	水
五声		呼	笑	歌	哭	呻
五臭		臊	焦	香	腥	腐
五味		酸	苦	甘	辛	咸
色脉相应	色	青	赤	黄	白	黑
	脉	弦而急	浮大而散	中缓而大	浮涩而短	沉濡而滑
脉尺相应	脉	急	数	缓	涩	滑
	尺肤	急	数	缓	涩	滑

答：五脏有五种颜色，都可以表现在面部，也应当和寸口脉象及尺肤情况相适应。假如患者面呈青色，脉象应当弦而急；面呈赤色，脉象应当浮而散；面呈黄色，脉象应当中缓而大；面呈白色，脉象应当浮涩而短；面呈黑色，脉象应当沉濡而滑。这就是所说的五色和脉象应当互相适应的情况。脉象数的，尺部的皮肤也应该发热；脉象急的，尺部的皮肤也应该紧急；脉象缓的，尺部的皮肤也应该弛缓；脉象涩的，尺部的皮肤也应该滞涩；脉象滑的，尺部的皮肤也应该润滑。

五脏各有一定的声音、颜色、臭气、味道，应当和寸口脉象及尺肤情况相适应，如果不相适应的就是病象。假如患者面部色青，脉象浮涩而短（脉克色），或者大而缓（色克脉），都是相胜（前者为金胜木，后者为木胜土）；脉象浮大而散（色生脉），或者小而滑（脉生色）的，都是相生（前为木生火，后为水生木）。医经上说，只知其一的是技术差的下工，能知其二的是技术较好的中工，能知其三的是技术优良的上工。上工医治十人可愈九人，中工医治十人可愈七人，下工医治十人只愈六人。就是这个道理。

[按语] 本难指出诊察疾病时，应当综合病人的脉象、尺肤以及声、色、臭、味等各方面情况，进行辨证，判断预后。但应体会其原则精神，而不宜机械地理解。

第十四难 论损至脉的病证和治法

[原文] 十四难曰：脉有损至[1]，何谓也？

然：至之脉，一呼再至曰平[2]，三至曰离经[3]，四至曰夺精[4]，五至曰死[5]，六至曰命绝[6]。此至之脉也。何谓损？一呼一至曰离经，再呼一至曰夺精，三呼一至曰死，四呼一至曰命绝。此损之脉也。至脉从下上，损脉从上下也。

[注释]

[1]损至：损，减少，有退的含义。至，极、最，有进的含义。这里是指脉搏次数较正常减少的为损，增多的为至。

[2]一呼再至曰平：这里的至字，是指脉的搏动。正常人一呼脉搏动两次，一吸脉搏动两次，这里省略了"一吸再至"，下文类此。

[3]离经：离，背离。经，正常的规律。离经，就是背离了正常的规律性。

[4]夺精：夺，夺失，有严重耗散的意思。夺精，就是严重地耗散了精气。

[5]死：指极端危险，濒于死亡。《内经》、《难经》中有许多地方用死字的，都是这种意思。

[6]命绝：死亡。

[语译] 十四难问：脉有至脉和损脉，它们的情况怎样呢？

答：至脉是一呼脉搏两次的叫做平脉，脉搏三次叫做离经，脉搏四次叫做夺精，脉搏五次叫做死脉，脉搏六次叫做命绝。这些就是至脉的情况。什么叫损脉呢？一呼脉搏一次叫做离经，二呼脉搏一次叫做夺精，三呼脉搏一次叫做死脉，四呼脉搏一次叫做命绝。这些就是损脉的情况。至脉的病由肾到肺是从下向上传变的，损脉的病由肺到肾是从上向下传变的。

[原文] 损脉之为病奈何？

然：一损损于皮毛，皮聚而毛落；二损损于血脉，血脉虚少，不能荣于五脏六腑；三损损于肌肉，肌肉消瘦，饮食不能为肌肤；四损损于筋，筋缓不能自收持；五损损于骨，骨痿不能起于床。反此者，至脉之病也[1]。从上下者，骨痿不能起于床者死；从下上者，皮聚而毛落者死。

[校勘]

① 至脉之病也：原作"至于收病也"。《难经本义》滑注

"至于收病也，当作至脉之病也"。据改。

[语译]　问：损脉的病证情况怎样呢？

答：一损是损害肺所主的皮毛，皮肤皱缩和毛发脱落；二损是损害心所主的血脉，脉中营血虚少，不能正常运行以营养五脏六腑；三损是损害脾所主的肌肉，肌肉消瘦，饮食物的精微不能输布到肌肉和皮肤；四损是损害肝所主的筋，筋弛缓不能自动收缩和支持；五损是损害肾所主的骨，骨痿弱无力而不能起床。相反，就是至脉的病证。病从上向下传变的，到了骨痿不能起床的程度就将死亡；病从下向上传变的，到了皮肤皱缩、毛发脱落的程度就将死亡。

[原文]　治损之法奈何？

然：损其肺者，益其气；损其心者，调其荣卫；损其脾者，调其饮食，适其寒温；损其肝者，缓其中[1]；损其肾者，益其精。此治损之法也①。

[校勘]

① 此治损之法也：《难经句解》作"此损至之法也"。

[注释]

[1] 缓其中：缓，和缓。中，里的意思。肝主怒，性刚，肝气盛则里急。甘味药物具有和缓作用。缓其中，意即用甘药以和缓肝气之急。

[语译]　问：治损的方法怎样呢？

答：损害肺的，补益肺气；损害心的，调和营血与卫气；损害脾的，调节饮食，起居保持适宜的寒温；损害肝的，用甘药和缓肝气；损害肾的，补益精气。这些就是治疗虚损的方法。

[原文]　脉有一呼再至，一吸再至；有一呼三至，一吸三至；有一呼四至，一吸四至；有一呼五至，一吸五至；有一呼六至，一吸六至；有一呼一至，一吸一至；有再呼一至，再吸一至；有呼吸再至①。脉来如此，何以别知其病也？

　　然：脉来一呼再至，一吸再至，不大不小曰平。一呼三至，一吸三至，为适得病，前大后小，即头痛、目眩，前小后大，即胸满、短气[1]。一呼四至，一吸四至，病欲甚，脉洪大者，苦烦满，沉细者，腹中痛，滑者伤热，涩者中雾露[2]。一呼五至，一吸五至，其人当困，沉细夜加，浮大昼加[3]，不大不小，虽困可治，其有大小者，为难治。一呼六至，一吸六至，为死脉也，沉细夜死，浮大昼死。一呼一至，一吸一至，名曰损，人虽能行，犹当着床，所以然者，血气皆不足故也。再呼一至，再吸一至，呼吸再至②，名曰无魂[4]，无魂者当死也，人虽能行，名曰行尸[5]。

　　［校勘］

　　① 有呼吸再至：《难经本义》滑注：其曰呼吸再至，即一呼一至，一吸一至之谓疑衍文也。《难经经释》徐注：此五字疑衍。《古本难经阐注》作"有呼吸不至"。

　　② 呼吸再至：《难经本义》滑注：此四字即前衍文。明本《难经》、《难经经释》均无。

　　［注释］

　　[1] 前大后小，即头痛、目眩，前小后大，即胸满、短气：前，关前，指寸脉。后，关后，指尺脉。大、小，指脉象。大脉为邪气盛的表现。寸脉大，是阳盛于上，所以头痛目眩；尺脉大，是阴盛于里，所以胸满短气。

　　[2] 脉洪大者，苦烦满，沉细者，腹中痛，滑者伤热，涩者中雾露：《难经经释》："洪大为阳邪外越，故烦满。沉细为阴邪内陷，故腹痛。滑为血实，故为热。涩为伤湿，故中雾露。"

　　[3] 其人当困，沉细夜加，浮大昼加：困，危重。加，增剧。沉细为阴，夜属阴，阴病遇阴时，就会加剧，所以说沉细夜加。浮大为阳，昼属阳，阳病遇阳时，就会加剧，所以说浮大昼加。

[4] 无魂：精神失常的严重状态。

[5] 行尸：病人已濒于死亡，虽能勉强行走，也类似尸体，故称为行尸。

[语译] 问：脉有一呼搏动两次，一吸搏动两次；有一呼搏动三次，一吸搏动三次；有一呼搏动四次，一吸搏动四次；有一呼搏动五次，一吸搏动五次；有一呼搏动六次，一吸搏动六次；还有一呼搏动一次，一吸搏动一次；有两呼搏动一次，两吸搏动一次；有一呼一吸搏动两次。脉的搏动有这些情况，怎样来辨别它所发生的病证呢？

答：脉搏一呼两次，一吸两次，不大不小的，是正常的脉象。假使脉搏一呼三次，一吸三次，是刚刚发病，如寸脉大尺脉小，会有头痛、目眩，寸脉小尺脉大，会有胸部胀满、呼吸短促。脉搏一呼四次，一吸四次，病势将要加重，如脉象洪大的，会有烦躁满闷的病证，脉象沉细的，会有腹中疼痛，脉滑的是伤于热邪，脉涩的是受了雾露之邪。脉搏一呼五次，一吸五次，病人情况已相当危重，脉沉细的夜间更要加剧，脉浮大的白天更要加剧，如果没有大小不一的情况，虽然危重还可以治疗，有大小不一情况的，那就难治了。脉搏一呼六次，一吸六次，这是极端危险、濒于死亡的脉象，如见沉细可能在夜间死亡，见浮大可能在白天死亡。脉搏一呼一次，一吸一次，就叫做损脉，病人虽然暂时还能行走，但终究是要卧床不起的，之所以会这样，是因为血气俱不足的缘故。脉搏两呼一次，两吸一次，或一呼一吸两次，就叫做无魂，这种病人当趋于死亡，虽能勉强行走，也只能叫他为行尸。

[原文] 上部有脉，下部无脉，其人当吐，不吐者死。上部无脉，下部有脉，虽困无能为害。所以然者，人之有尺，譬如①树之有根，枝叶虽枯槁，根本将自生。脉有根本，人有元气，故知不死。

[校勘]

① 譬如：原在"人之有尺"之前，据明本《难经》改。

[语译]　寸部有脉，尺部无脉，病人应当呕吐，如果不吐的会导致死亡。寸部无脉，尺部有脉，病情虽然严重，并不致于危险。所以这样，是因为人的尺脉，比如树的根本，树木的枝叶虽然枯槁了，只要根本没有伤损，还会自然生长的。脉有根本，说明病人还有元气，所以知道是不会死亡的。

第十五难　论四时正常和异常脉象

[原文]　十五难曰：经言春脉弦，夏脉钩，秋脉毛，冬脉石。是王脉耶？将病脉也？

然：弦、钩、毛、石者，四时之脉也。春脉弦者，肝东方木也，万物始生，未有枝叶，故其脉之来，濡弱而长，故曰弦。

夏脉钩者，心南方火也，万物之所茂，垂枝布叶，皆下曲如钩，故其脉之来①来疾去迟[1]，故曰钩。

秋脉毛者，肺西方金也，万物之所终，草木华叶，皆秋而落，其枝独在，若毫毛也。故其脉之来，轻虚以浮，故曰毛。

冬脉石者，肾北方水也，万物之所藏也，盛冬之时，水凝如石，故其脉之来，沉濡而滑，故曰石。此四时之脉也。

[校勘]

① 来；原无，据《增辑难经本义》补。

[注释]

[1] 来疾去迟：《难经经释》："来疾者，其来少急而劲。去迟者，其去少缓而弱。"即脉象来时略快而较有力，去时略慢而较无力。

[语译]　十五难问：医经上说，春季的脉弦，夏季的脉钩，秋季的脉毛，冬季的脉石。这是四季当令的旺脉呢？还是

有病的脉象？

答：脉象见弦、钩、毛、石的，都是指四季的旺脉。春季所以见弦脉，是因为肝脏属东方（方位之一，下文南、西、北意同）木（五行之一，下文火、金、水意同），春季万物开始生长，树木还没有生出枝叶，所以脉气来时，为濡弱而带长，因此叫做弦脉。

夏季所以见钩脉，是因为心脏属南方火，夏季是万物茂盛的时候，树垂枝布叶，都向下弯曲好像钩子一样，所以脉气来时为应手略快有力，去时略慢无力，因此叫做钩脉。

秋季所以见毛脉，是因为肺脏属西方金，秋季是万物生长到了终极，将要收成的时候，草木的花叶，一般都是到秋季枯萎脱落，只有枝条还单独存在，好像人体的毫毛一样，所以脉气来时，为轻虚带有浮象，因此叫做毛脉。

冬季所以见石脉，是因为肾脏属北方水，冬季是万物生机潜伏闭藏的时候，隆冬的季节，水凝结成冰像石块一样，所以脉气来时，为沉濡而带滑，因此叫做石脉。这些都是四季当令的脉象。

［原文］　如有变奈何？

然：春脉弦，反者为病。

何谓反？

然：其气来实强，是谓太过，病在外；气来虚微，是谓不及，病在内。脉[①]来厌厌聂聂[1]，如循榆叶曰平；益实而滑，如循长竿曰病；急而劲益强，如新张弓弦曰死。春脉微弦曰平，弦多胃气少曰病，但弦无胃气曰死，春以胃气为本。

夏脉钩，反者为病。何谓反？

然：其气来实强，是谓太过，病在外；气来虚微，是谓不及，病在内。其脉来累累如环[2]，如循琅玕[3]曰平；来而益数，如鸡举足[4]者曰病；前曲后居，如操带钩[5]曰死。夏脉微钩曰平，钩多胃气少曰病，但钩无胃气曰死，夏以胃气为本。

秋脉毛，反者为病。何谓反？

然：其气来实强，是谓太过，病在外；气来虚微，是谓不及，病在内。其脉来蔼蔼如车盖[6]，按之益大曰平；不上不下，如循鸡羽[7]曰病；按之萧索[8]，如风吹毛曰死。秋脉微毛曰平，毛多胃气少曰病，但毛无胃气曰死，秋以胃气为本。

冬脉石，反者为病。何谓反？

然：其气来实强，是谓太过，病在外；气来虚微，是谓不及，病在内。脉来上大下兑[9]，濡滑如雀之喙②[10]曰平；啄啄连属，其中微曲[11]曰病；来如解索[12]，去如弹石[13]曰死。冬脉微石曰平，石多胃气少曰病，但石无胃气曰死，冬以胃气为本。

[校勘]

① 脉：原作"气"，据下文作"脉"义长，故改。

② 喙：原作"啄"。《难经句解》作"喙"，为是，从改。

[注释]

[1] 厌厌聂聂：形容脉来轻浮和缓的样子。

[2] 累累如环：累累，连续不断。环，圆环。累累形容脉来像连续排列着的圆环。

[3] 琅玕（láng gān 郎肝）：玉石光润如珠者。这里形容脉来像圆如珠的玉石。

[4] 如鸡举足：形容脉来像鸡举足疾走的样子。

[5] 前曲后居，如操带钩：脉形前曲后直，好像手持革带之钩一样，失去和缓之象。《难经集注》吕曰："后居谓之后直，如人革带之钩，前曲后直也，是谓但钩无胃气。"居，在此同"倨"，直而折曲的意思。

[6] 蔼蔼如车盖：车上伞形的顶篷叫车盖。蔼蔼，形容车盖浮大轻盈的样子。

[7] 不上不下，如循鸡羽：不上不下，形容脉来滞涩之

象。如循鸡羽，形容脉来轻虚，像手摩鸡毛一样。

[8] 萧索：云气疏散的样子。这里是形容脉象虚浮，缺乏生气。

[9] 上大下兑：上、下，指脉搏的来去。兑，同锐。《难经集注》丁曰："应手而大，去而小，故曰上大下兑。"

[10] 如雀之喙：喙，鸟兽的嘴。雀嘴上大下小，以形容上大下锐之脉。

[11] 啄啄连属，其中微曲：啄啄连属，形容脉来连续，好像鸟啄食一样。曲，《素问》平人气象论王注："谓中手而偃曲也。"偃，有停息、倾伏的意思。即指脉有歇止。

[12] 解索：形容脉来散乱，好像解乱的绳索一样。

[13] 弹石：形容脉去迅速而坚硬，好像用指弹石一样。

[语译] 问：四季脉象如发生变化，是怎样的情况呢？

答：春季的脉应该见弦象，反常的就是病态。

问：什么叫反常呢？

答：他的脉气来时坚实强硬，这叫做太过，是病变在体表；脉气来时虚弱微细，这叫做不及，是病变在体内。脉气来时厌厌聂聂，好像抚摩飘动的榆树叶似的叫平脉；较正常增强了坚实感而带滑象，好像抚摩长竹竿似的叫病脉；急迫而有力且特别强硬，好像刚刚张开的弓弦似的叫死脉。春季脉微见弦象叫平脉，弦多而和缓之胃气少叫病脉，只有弦象毫无和缓之胃气叫死脉，春脉是以胃气为根本的。

问：夏季的脉应该见钩象，反常的就是病态。什么叫反常呢？

答：他的脉气来时坚实强硬，这叫做太过，是病变在体表；脉气来时虚弱微细，这叫做不及，是病变在体内。脉气来时连续不断地像排列着的圆环，又好像抚摩琅玕似的叫平脉；来时较正常增加了速度，好像鸡举足疾走似的叫病脉；脉形前曲后直，好像手持着革带的钩子似的叫死脉。夏季的脉微见钩象叫平脉，钩多而和缓之胃气少叫病脉，只有钩象毫无和缓之胃气叫死脉，夏脉是以胃气为根本的。

问：秋季的脉应该见毛象，反常的就是病态。什么叫反常呢？

答：他的脉气来时坚实强硬，这叫做太过，是病变在体表；脉气来时虚弱微细，这叫做不及，是病变在体内。它的脉气来时浮大轻盈像车盖，按之更觉之大叫平脉；不上不下有滞涩感，好像抚摩鸡的羽毛似的叫病脉；按之有虚浮感，好像风吹羽毛飘散不定似的叫死脉。秋季的脉微见毛象叫平脉，毛多而和缓之胃气少叫病脉，只有毛象毫无和缓之胃气叫死脉，秋脉是以胃气为根本的。

问：冬季的脉应该见石象，反常的就是病态。什么叫反常呢？

答：他的脉气来时坚实强硬，这叫做太过，是病变在体表；脉气来时虚弱微细，这叫做不及，是病变在体内。脉气来时大去时小，濡滑好像鸟雀的嘴似的叫平脉；像鸟雀啄食连续不断，其中微带歇止叫病脉；来时好像解乱的绳索，去时好像用指弹石似的叫死脉。冬季的脉微见石象叫平脉，石多而和缓之胃气少叫病脉，只有石象毫无和缓之胃气叫死脉，冬脉是以胃气为根本的。

[原文]　胃者，水谷之海，主禀[1]。四时皆以胃气为本，是谓四时之变病，死生之要会也。

脾者，中州也，其平和不可得见，衰乃见耳。来如雀之啄[2]，如水之下漏[3]，是脾衰见也。

[注释]

[1]禀（lǐn）：通"廪"。米仓。这里指供给人体的营养。

[2]如雀之啄：这里是形容脉象坚锐而断续不定。

[3]如水之下漏：漏，房屋滴水。这是形容脉来缓慢，像房屋滴水一样，好久才滴一下。

[语译] 胃，是水谷汇聚之海，主管供给人体的营养。四季的脉象都以胃气为根本，这就是说胃气的多少有无，是影响四季脉象变化和疾病轻重，预后良恶的重要关键。

脾，属于中焦，它的脉象正常和缓时，一般没有特殊表现，到了脾气衰弱时才表现出来。脉来像雀的啄食，像房屋的漏水，就是脾衰所表现的脉象。

[按语] 本难论述了一年四季的正常脉象和反常脉象。所谓四季正常脉，就是四季的旺脉。凡与正常脉相比较，如有太过、不及和胃气减少的就是病脉。假使毫无胃气，便是死脉，预后多不良。

胃气是脉的根本，它来源于脾胃。脉有胃气，是正常的表现；胃气的多少，反映了疾病的轻重；胃气的有无，则关系到预后的良恶。这是本难的主要精神，也是临床上应予以重视的。

本难所述，多见于《素问》平人气象论、《素问》玉机真脏论，惟文字上略有相异之处。如《素问》玉机真脏论论述弦脉是"耎弱轻虚而滑，端直以长"，本难则为"濡弱而长"；《素问》平人气象论论述心的病脉是"喘喘连属，其中微曲"，而本难却用以论述肾的病脉为"啄啄连属，其中微曲"等。

第十六难　论五脏疾病脉与证的关系

[原文] 十六难曰：脉有三部九候[1]，有阴阳，有轻重，有六十首[2]，一脉变为四时，离圣久远，各自是其法，何以别之？

然：是其病，有内外证。

其病为之奈何？

然：假令得肝脉，其外证：善洁，面青，善怒；其内证：

齐[3]左有动气[4]，按之牢若痛；其病：四肢满，闭淋，溲便难，转筋①。有是者肝也，无是者非也。

假令得心脉，其外证：面赤，口干，喜笑；其内证：齐上有动气，按之牢若痛；其病：烦心，心痛，掌中热而哕[5]。有是者心也，无是者非也。

假令得脾脉，其外证：面黄，善噫，善思，善味；其内证：当齐有动气，按之牢若痛；其病：腹胀满，食不消，体重节痛，怠堕嗜卧，四支[6]不收。有是者脾也，无是者非也。

假令得肺脉，其外证：面白，善嚏，悲愁不乐，欲哭；其内证：齐右有动气，按之牢若痛；其病：喘咳，洒淅[7]寒热。有是者肺也，无是者非也。

假令得肾脉，其外证：面黑，善恐欠；其内证：齐下有动气，按之牢若痛；其病：逆气，小腹急痛，泄如[8]下重，足胫寒而逆。有是者肾也，无是者非也。

[校勘]

① 其病四肢满，闭淋，溲便难，转筋：《难经悬解》作"其病满闭，溲便难，四肢转筋"。

[注释]

[1] 三部九候：三部，指寸、关、尺。九候，每部各有浮、中、沉三候，三部共为九候（参阅第十八难）。《素问》三部九候论论三部九候，是以人体的头、手、足，分作上、中、下三部，而每部之中又分作天、地、人三候，共为九候。

[2] 六十首：历代注家有不同解释。《难经本义》根据《素问》方盛衰论王注："奇恒六十首，今世不存。"认为："则失其传者，由来远矣。"

[3] 齐：与"脐"通。

[4] 动气：指在脐部或其周围有自觉和他觉的搏动感。这是由于经气的冲动所致。

[5] 哕（yuě 哕）：有两种解释，一为干呕，一为呃逆。

［6］支：与"肢"通。

［7］洒（xǐ 洗）淅：寒栗貌。

［8］如：作"而"字理解。

［语译］ 十六难问：诊脉有三部九候的方法，有辨别阴阳的方法，有指力轻重的方法，有六十首，一脉随四时而有不同变化等，离开古代医学家已很久远了，现在一般医生多各以自己的诊断方法为是，究竟怎样来辨别它的是非呢？

答：这些疾病，有内部和外部症状表现可以辨别。

问：这些病的症状是怎样的呢？

答：假使诊得肝脉，病人外部症状：好清洁，面色青，容易发怒；病人内部症状：在脐左侧有动气，用手触按有坚硬感或疼痛；它的病症还有：四肢胀满，小便癃闭或淋沥，大便解出困难，抽筋。有这些症状的就是肝病，没有这些症状的就不是肝病。

假使诊得心脉，病人外部症状：面色赤，口中作干，好发笑；病人内部症状：脐上有动气，用手触按有坚硬感或疼痛；它的病症还有：心中烦闷，心痛，手掌心发热而且干呕。有这些症状的就是心病，没有这些症状的就不是心病。

假使诊得脾脉，病人外部症状：面色黄，经常嗳气，好思虑，喜择食；病人内部症状：脐部有动气，用手触按有坚硬感或疼痛；它的病症还有：腹部胀满，饮食不消化，身体困重，肢节疼痛，疲倦无力，好睡眠，四肢运动不利。有这些症状的就是脾病，没有这些症状的就不是脾病。

假使诊得肺脉，病人外部症状：面色白，时常喷嚏，悲苦忧愁而不愉快，常想哭泣；病人内部症状：脐右有动气，用手触按有坚硬感或疼痛；它的病症还有：气喘，咳嗽，恶寒，发热。有这些症状的就是肺病，没有这些症状的就不是肺病。

假使诊得肾脉，病人外部症状：面色黑，好恐惧，常打呵欠；病人内部症状：脐下有动气，用手触按有坚硬感或疼痛；

它的病症还有：气上逆，小腹拘急疼痛，大便溏泄而有下坠感，小腿寒冷而按之冰凉。有这些症状的就是肾病，没有这些症状的就不是肾病。

[按语] 本难答词，与所提问题不相符合。《难经本义》引谢氏曰："此篇问三部九候以下共六件，而本经并不答所问，似有缺文"。

第十七难　论脉证相应与相反的预后

[原文] 十七难曰：经言病或有死，或有不治自愈，或连年月不已。其死生存亡，可切脉而知之耶？

然：可尽知也。诊病若闭目不欲见人者，脉当得肝脉强①急[1]而长，而反得肺脉浮短而涩者，死也。

病若开目而渴，心下牢者，脉当得紧实而数，反②得沉涩③而微[2]者，死也。

病若吐血，复衄衄[3]血者，脉当沉细，而反浮大而牢者，死也。

病若谵言妄语，身当有热，脉当洪大，而反手足厥逆，脉沉细而微者，死也。

病若大腹而泄者，脉当微细而涩，反紧大而滑者，死也。

[校勘]
① 强：《脉经》卷五扁鹊诊诸反逆死脉要诀第五作"弦"。
② 反：此上明本《难经》有"而"字。
③ 涩：明本《难经》作"濡"。

[注释]
[1] 强急：弦急的意思。
[2] 微：脉象的名称。脉极软弱，似有似无，模糊不清的叫微脉。
[3] 衄衄（qiú nǜ 求女）：衄，鼻塞。衄，鼻出血。

[语译]　十七难问：医经上说，患病或有趋于死亡，或有不经治疗而自然痊愈，或者连年累月地拖延不愈。病人这些死生存亡的不同转归，可以通过切脉的方法来知道吗？

答：都可以通过切脉而知道的。诊察的时候，病人假使闭眼不愿看人的，脉象应当见肝脉强急而长，反而出现肺脉浮短而涩的，这是死证。

病人假使眼开而又口中作渴，心胸部以下坚硬的，脉象应当见紧实而数，反而出现沉涩而微的，这是死证。

病人假使吐血，又鼻塞出血的，脉象应见沉细，反而出现浮大而坚牢的，这是死证。

病人假使胡言乱语，身体应当发热，脉象应当见洪大。反而手足发冷，脉象沉细而微的，这是死证。

病人假使腹部膨大而大便泄泻的，脉象应当微细而涩，反而见紧大而滑的，这是死证。

[按语]　一、本难论述了脉与症应当一致，如果脉症相反，其预后多不良。根据本难所述脉症，略作分析如下。

闭目不欲见人，因肝开窍于目，故属于肝病，强急而长是肝脉，为脉症相符；如见浮短而涩的肺脉，这是金胜木，为脉症相反。

开目而渴，心下牢，是阳热实证，脉紧实而数，这是阳实之脉，为脉症相符；如见沉涩而微的脉象，这是阴脉、虚脉，为脉症相反。

吐血、衄衄，是出血的虚证，沉细是虚脉，为脉症相符；如见浮大而牢的脉象，这是实脉，为脉症相反。

谵言妄语，多见于热病阳证，所以身热脉洪大，为脉症相符；如见四肢逆冷，脉象沉细而微，这是寒象、阴象，为脉症相反。

大腹而泄，是脾肾阳虚的证候，微细而涩，这是阳虚之脉，为脉症相符；如见紧大而滑的脉象，这是实脉，为脉症相反。

总之，脉症相符，预后多良；脉症相反，预后多不良。但是，也不能机械地对待，还应当根据具体情况作具体分析。《难经汇注笺正》说："大失血是虚证，故脉当沉细，如其浮大而牢，脉与病反，固非所宜。然当暴病之初，气火偾张，有升无降，脉来浮大有力，是其常态，果能投药得当，气降火潜，脉即安靖，亦不可皆以为必死。惟在大吐大衄之后，失血已多，而脉仍实大，则势焰犹盛，根本不支，斯为危候。抑或脱血久病，脉反弦大刚劲，全无和缓态度，即为真脏脉，亦不可治"。

二、本难对"或有不治自愈，或连年月不已"，未见所答，滑伯仁疑有缺漏。《古本难经阐注》说："不治自愈，即十三难之相生脉；或连年月，即五十五难积聚病之相应。"

第十八难　论脉法三部与脏腑经脉的配合及积聚痼疾的脉象

[原文] 十八难曰：脉有三部，部有四经[1]，手有太阴、阳明，足有太阳、少阴，为上下部[2]，何谓也？

然：手太阴、阳明金也，足少阴、太阳水也，金生水，水流下行而不能上，故在下部也。足厥阴、少阳木也，生手太阳、少阴火，火炎上行而不能下，故为上部。手心主[3]、少阳火，生足太阴、阳明土，土主中宫，故在中部也。此皆五行子母更相生养者也。

脉有三部九候，各何主之？

然：三部者，寸、关、尺也。九候者，浮、中、沉也。上部法天，主胸以上至头之有疾也；中部法人，主膈以下至齐之有疾也；下部法地，主齐以下至足之有疾也。审而刺之者也。

［注释］

［1］部有四经：部，指寸、关、尺三部。十二经分别属于左右寸、关、尺，每部各有二经，两侧则为四经，所以说部有四经。

［2］上下部：这里的上部指寸部，下部指尺部。

［3］手心主：即手厥阴心包经。

［语译］　十八难问：脉有寸、关、尺三部，每部各有四经，手经有太阴肺经和阳明大肠经，足经有太阳膀胱经和少阴肾经，分别属于在上的寸部和在下的尺部，为什么这样讲呢？

答：手太阴肺经和手阳明大肠经属金，足少阴肾经和足太阳膀胱经属水，金能生水，水性流向下而不能向上，所以属于在下的尺部。足厥阴肝经和足少阳胆经属木，能生手太阳小肠经和手少阴心经的火，火性炎上而不能向下，所以属于在上的寸部。手心主心包络经和手少阳三焦经属火，能生足太阴脾经和足阳明胃经的土，土的方位在中央，所以属于在中的关部。这些都是由于五行子母的更替相生关系的缘故。

问：诊脉有三部九候，各部分别主诊哪些疾病呢？

答：所称三部，就是寸、关、尺。所称九候，就是每部各有浮取、中取、沉取。上部寸脉取法于天的在上，主诊胸部以上到头部的疾病；中部关脉取法于人的在天地之中，主诊隔膜以下到脐部的疾病；下部尺脉取法于地的在下，主诊脐以下到足部的疾病。审察疾病是在何部，然后给以针刺治疗。

［原文］　人病有沉滞久积聚，可切脉而知之耶？

然：诊病①在右胁有积气，得肺脉结，脉结甚则积甚，结微则气微。

诊不得肺脉，而右胁有积气者，何也？

然：肺脉虽不见，右手脉当沉伏。

其外痼疾[1]同法耶？将异也？

　　然：结者，脉来去时一止，无常数，名曰结也。伏者，脉行筋下也。浮者，脉在肉上行也。左右表里，法皆如此。假令脉结伏者，内无积聚，脉浮结者，外无痼疾[1]；有积聚脉不结伏，有痼疾脉不浮结。为脉不应病，病①不应脉，是为死病也。

　　[校勘]

　　① 病：原无，据明本《难经》补。

　　[注释]

　　[1] 痼（gù 固）疾：指久治不愈的比较顽固的慢性疾病。

　　[语译]　问：人患有沉伏在内而滞留日久的积聚病，可以通过切脉来知道吗？

　　答：诊察到病人在右胁部有积聚之气，切脉又见到肺部脉结，结脉甚的则积聚严重，结脉微的则积聚之气轻微。

　　问：如果诊脉时在肺部未见结脉，而病人右胁部却有积聚之气的，这是什么道理呢？

　　答：肺部的脉虽然不见结脉，但右手脉象应当沉伏。

　　问：如果病人躯体部患有痼疾，是否可用同样的方法诊断呢？或者是有其他不同的诊断方法呢？

　　答：所谓结脉，是脉搏中有时出现一次歇止，歇止次数没有一定的规律，就叫做结脉。所谓伏脉，是脉气行于筋层之下。所谓浮脉，是脉气行于肌肉层之上。无论病在左或右，在表或里，诊脉方法都是这样。假如脉象结而伏的，但内部却没有积聚，脉象浮而结的，但外部却没有痼疾；或者内有积聚但脉却不出现结伏，外有痼疾但脉却不出现浮结。这些，是脉象不与病证相符，或者是病证不与脉象相符，都是难治的病证。

　　[按语]　一、本难的主要内容，是论述左右寸、关、尺三部与脏腑经脉的配合关系，作为临床诊察脏腑疾病的部位。它的配合原理是以五行相生之说为依据，形成一个更替相生的循环关系。兹据原文所述，列表如下。

左右寸关尺三部与脏腑经脉配合表

三 部 左右手	寸	关	尺
左	手少阴心 手太阳小肠　（火）	足厥阴肝 足少阳胆　（木）	足少阴肾 足太阳膀胱　（水）
右	手太阴肺 手阳明大肠　（金）	足太阴脾 足阳明胃　（土）	手厥阴心包络 手少阳三焦　（火）

《难经》以后，历代不少医家，论述左右寸、关、尺三部与脏腑经脉的配合方法，略有差异，兹举数家列表于下，以供参考。

寸关尺三部配合脏腑异同对照表

脏　腑 　　配 　　　合 医　家　姓 　　　　名	寸		关		尺	
	左	右	左	右	左	右
王叔和	心 小肠	肺 大肠	肝 胆	脾 胃	肾 膀胱	肾 命门
李濒湖	心 膻中	肺 胸中	肝 胆	脾 胃	肾 膀胱 小肠	肾 命门 大肠
张景岳	心 心包络	肺 膻中	肝 胆	脾 胃	肾 膀胱 大肠	肾 三焦 命门 小肠

从《难经》及上表所列三家之说来看，五脏部位基本一致，唯六腑部位略有不同。如《难经》、王叔和从脏腑相合的关系上，把小肠配于左寸，大肠配于右寸；李濒湖从阳左、阴右，阳上、阴下的意义上，把在上的小肠配于左尺，在下的大

肠配于右尺；张景岳是从金水相生之意，把大肠（属金）配于左尺（肾属水），从火归火位之意，把小肠（属火）配于右尺（三焦、命门亦属火）。脏腑相合，是以五脏为主，故以腑配脏，较为合理。在临床运用上，这种配合方法，某些情况下，有其一定的诊断意义，但不应拘泥。

二、本难"然：三部者，寸、关、尺也，……审而刺诸也"。《难经本义》谢氏曰："当是十六难中答词，错简在此。"供参考。

三、本难对积聚和瘤疾在脉象上的辨别，认为积聚病在里，所以脉当结伏，瘤疾病在表，所以脉当浮结。积聚和瘤疾为什么可见结脉，是因为积聚病多由于气滞或血凝所致；瘤疾既为经久不愈之患，势必影响气血的运行，而结脉正是气血阻滞的反映。从临床上来看，积聚和瘤疾，不一定必见结脉，而见结脉的病人，不一定是积聚和瘤疾。所谓"脉不应病，病不应脉，是为死病"之说，应该灵活对待。

《难经经解》："人病以下至末，与前文不类，疑是五十二、五十五、五十六等难内错简。"可参考。

第十九难　论男女的正常和反常脉

[原文]　十九难曰：经言脉有逆顺[1]，男女有恒。而反者，何谓也？

然：男子生于寅，寅为木，阳也。女子生于申，申为金，阴也。故男脉在关上，女脉在关下。是以男子尺脉恒弱，女子尺脉恒盛，是其常也。反者，男得女脉，女得男脉也。

其为病何如？

然：男得女脉为不足，病在内；左得之，病在左，右得之，病在右：随脉言之也。女得男脉为太过，病在四肢；左得之，病在左，右得之，病在右：随脉言之。此之谓也。

[注释]

[1] 逆顺：《难经本义》："脉有逆顺，据男女相比而言也。男脉在关上，女脉在关下；男子尺脉恒弱，女子尺脉恒盛；此男女之别也。逆顺云者，男之顺，女之逆也；女之顺，男不同也。"

[语译] 十九难问：医经上说，脉象有逆和顺，在男女都有一定的常规。如果和常规相反，是什么情况呢？

答：男子生于寅，寅在五行为木，属阳。女子生于申，申在五行为金，属阴。因此男脉常盛于关上的寸部，女脉常盛于关下的尺部。所以男子的尺脉常虚弱，女子的尺脉常强盛，这是男女脉的常规。所谓和常规相反的，就是男子诊得尺盛的女脉，女子诊得尺弱的男脉。

问：相反脉象的发病情况怎样呢？

答：男子诊得女脉，为不足的虚证，病在内部；左侧诊得，病在左侧，右侧诊得，病在右侧：根据脉象部位来说明疾病的所在。女子诊得男脉，为太过的实证，病在四肢；左侧诊得，病在左侧，右侧诊得，病在右侧：根据脉象部位来说明疾病的所在。这就是相反脉象的发病情况。

第二十难 论阴阳伏匿的脉象

[原文] 二十难曰：经言脉有伏匿[1]。伏匿于何脏而言伏匿邪？

然：谓阴阳更相乘、更相伏[2]也。脉居阴部而反阳脉见者，为阳乘阴也，虽阳脉①时沉涩而短，此谓阳中伏阴也；脉居阳部而反阴脉见者，为阴乘阳也，虽阴脉①时浮滑而长，此谓阴中伏阳也。

重阳[3]者狂，重阴[4]者癫。脱阳者见鬼，脱阴者目盲。

[校勘]

① 虽阳脉、虽阴脉：原作"脉虽"二字。《难经汇注笺正》："考《千金翼》则作虽阳脉时沉涩而短；虽阴脉时浮滑而长。乃始明白了解，可证今本难经之讹。"为是，据改。

[注释]

[1] 伏匿（nì逆）：伏，隐伏。匿，藏匿。

[2] 阴阳更相乘、更相伏：阴，指尺部，或沉涩而短的脉象。阳，指寸部，或浮滑而长的脉象。更相乘，指阴脉乘袭于阳部，阳脉乘袭于阴部，阴阳互相乘袭。更相伏，指阴脉中隐伏着阳脉，阳脉中隐伏着阴脉，阴阳互相隐伏。

[3] 重（chóng虫）阳：指尺部、寸部均见阳脉。重，是重复、重叠的意思。

[4] 重阴：指尺部、寸部均见阴脉。

[语译]　二十难问：医经上说，脉象有隐伏和藏匿。隐伏藏匿在哪一脏的部位，因而说是隐伏藏匿呢？

答：这是说阴脉阳脉互相乘袭、互相隐伏。脉在阴部相反见到浮滑而长的阳脉的，是阳脉乘袭于阴部，虽阳脉有时可见到沉涩而短的阴脉，这叫做阳脉中隐伏着阴脉。脉在阳部相反见到沉涩而短的阴脉的，是阴脉乘袭于阳部，虽阴脉有时可见到浮滑而长的阳脉，这叫做阴脉中隐伏着阳脉。

尺寸部都见阳脉的是狂病，尺寸部都见阴脉的是癫病。亡失了阳气的会妄见鬼神，亡失了阴气的会两目不明。

[按语]　癫病属于阴证；狂病属于阳证。阴性静，故发病多见神志痴呆，情绪抑郁；阳性动，故发病多见哭笑无常，狂躁妄动。《难经经释》："狂者阳疾，癫者阴疾。邪气既盛，全伤其神，故其病如此。"所谓"脱阳者见鬼"，因阳为气，阳气亡失，心神失常，故视觉错乱，妄见鬼神。"脱阴者目盲"，因阴为精，五脏六腑的精气都上注于目，精气亡失，不能滋养于目，故两目不明。

本难原文，《难经本义》认为："此五十九难之文，错简在此"。可参。

第二十一难　论形病与脉病的关系

[原文]　二十一难曰：经言人形病，脉不病，曰生；脉病，形不病，曰死。何谓也？

然：人形病，脉不病，非有不病者也，谓息数不应脉数[1]也。此大法。

[注释]

[1] 息数不应脉数：指病人呼吸与脉搏次数的比例不相符合。

[语译]　二十一难问：医经上说，人的形体有病态，切脉却不见病象的叫做生；切脉有病象，形体却不见病态的叫做死。这是什么道理呢？

答：人的形体有病态，切脉却不见病象，并不是脉象确实没有病，是说呼吸次数与脉搏的次数不相符合。这是诊察疾病的重要方法。

[按语]　本难主要讨论脉与证的关系，着重阐述舍证从脉的辨证方法，以说明脉诊的重要性。

本难答词，文欠完整，难于理解。《难经本义》谢氏曰："按本经答文，词意不属，似有脱误"。可参。

第二十二难　论是动所生病与气血先后的关系

[原文]　二十二难曰：经言脉[1]有是动，有所生病。一脉变为二病者，何也？

然：经言是动者，气也；所生病者，血也。邪在气，气为是动；邪在血，血为所生病。气主呴[2]之，血主濡之[3]。气留而不行者，为气先病也；血壅而不濡者，为血后病也。故先为是动，后所生病①也。

[校勘]

① 病：原无，据《难经集注》黄氏重刻佚存丛书本补。

[注释]

[1] 脉：指十二经脉。

[2] 气主呴（xǔ 许）之：呴同煦，温暖的意思。气属阳，谓气能温煦人体，熏蒸于皮肤分肉之间。所以说气主呴之。

[3] 血主濡之：濡，滋养。血属阴，谓血能滋润肌肤筋骨、滑利关节、营养脏腑。所以说血主濡之。

[语译] 二十二难问：医经上说，十二经脉有是动病，有所生病。每一条经脉的病变分为两种病候，是什么道理呢？

答：医经上所说的是动病，是气病；所生病，是血病。邪在气分，气的病变就是是动病；邪在血分，血的病变就是所生病。气的功能是温煦人体，血的功能是滋养全身。气机阻滞而不能通畅运行的，是气先发生病变；血脉壅塞而不能滋润营养的，是血后发生病变。所以首先发生的为是动病，以后发生的为所生病。

[按语] 本难概述十二经脉的病候，有是动病和所生病之分。认为是动病的病变在气分，所生病的病变在血分。因为气为血帅，血随气行，所以说气先病而血后病。但也有血先病而气后病的，不宜拘泥。

本难所称"经言"，是根据《灵枢》经脉篇而来。对于是动病和所生病，历代注家有许多不同解释。如《难经集注》虞曰：是动"言反常之动也"，"脉动反常，故云有所生病"。《类经》认为：是动病是"变常而为病"。所生病是"凡在五脏，则各言脏所生病；凡在六腑，则或言气，或言血，或脉或筋，或骨或津液"。《黄帝内经灵枢集注》则认为是动病为"病因于外"，所生病为"病因于内"。《难经经释》："是动诸病，乃本经之病。所生之病，则以类推而旁及他经者"。众说纷纭。都只能说明其中某一方面的病候，不足以概括其全部病候。姑存疑以待研究。

第二篇　经络

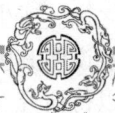

经络学说，是祖国医学理论体系的重要组成部分。它对于中医临床各科，特别是针灸科，都起着重要的指导作用。

本篇包括第二十三难至二十九难，着重讨论了经络学说中，关于经脉的长度和流注次序、阴阳各经气绝的症状和预后、十二经脉与十五别络的关系，以及奇经八脉问题等。并提出了手厥阴心包经是手少阴心经的"别脉"，所以五脏六腑虽为十一，而经脉却有十二的见解。

关于奇经八脉，在《内经》中已有记载，但未有系统的论述。本篇对于奇经八脉的含义和内容、循行部位和起止点、它与十二经脉的关系，以及发病证候等，均作了比较系统的叙述。

第二十三难　论经脉的长度与循行以及寸口、人迎脉在诊断上的价值

[原文]　二十三难曰：手足三阴三阳，脉之度数[1]，可晓以不？

然：手三阳之脉，从手至头，长五尺，五六合三丈。

手三阴之脉，从手至胸中，长三尺五寸，三六一丈八尺，五六三尺，合二丈一尺。

足三阳之脉，从足至头，长八尺，六八四丈八尺。

足三阴之脉，从足至胸，长六尺五寸，六六三丈六尺，五六三尺，合三丈九尺。

人两足跷脉[2]，从足至目，长七尺五寸，二七一丈四尺，二五一尺，合一丈五尺。

督脉、任脉[3]，各长四尺五寸，二四八尺，二五一尺，合九尺。

凡脉长一十六丈二尺，此所谓①经脉长短之数也。

[校勘]

① 谓：此下原有"十二"两字，据明本《难经》删。

[注释]

[1] 度数：指经脉长短的尺寸数（按"同身寸"计）。

[2] 跷脉：是奇经八脉中的阴跷和阳跷二脉，分布在身体的左右两侧，外侧是阳跷，内侧是阴跷，两足共四条。阴跷脉、阳跷脉均起于足跟，分别上行，交会于目内眦。它们能调节肢体的运动及眼睑的开合。跷，含有跷捷的意思。又：踝下称跷。

[3] 督脉、任脉：均属奇经八脉。督脉，总督诸阳经，为阳脉之海，故名为督。任脉，统任诸阴经，为阴脉之海，故名为任。任又有"妊养"之义，指任脉并具有"主胞胎"的作用。

[语译] 二十三难问：手足三阴经和三阳经，这些经脉的长短尺寸计数，可以明白地讲述吗？

答：手三阳的经脉，从手指到头部的距离，左右六条各长五尺，五六合计共长三丈。

手三阴的经脉，从手指到胸中的距离，左右六条各长三尺五寸，三六得一丈八尺，五六得三尺，合计共长二丈一尺。

足三阳的经脉，从足趾到头部的距离，左右六条各长八尺，六八合计共长四丈八尺。

足三阴的经脉，从足趾到胸中的距离，左右六条各长六尺五寸，六六得三丈六尺，五六得三尺，合计共长三丈九尺。

人体两足的阳跷脉和阴跷脉，从足踝到目部的距离，左右二条各长七尺五寸，二七得一丈四尺，二五得一尺，合计共长一丈五尺。

督脉和任脉，各长四尺五寸，二四得八尺，二五得一尺，合计共长九尺。

以上经脉总长十六丈二尺，这就是经脉的长短度数。

[原文] 经脉十二，络脉十五[1]，何始何穷也？

然：经脉者，行血气，通阴阳，以荣于身者也。其始从中焦[2]，注手太阴、阳明；阳明注足阳明、太阴；太阴注手少阴、太阳；太阳注足太阳、少阴；少阴注手心主、少阳；少阳注足少阳、厥阴；厥阴复还注手太阴。

别络十五，皆因其原[3]，如环无端，转相灌溉，朝[4]于寸口、人迎，以处百病，而决死生也。

经云：明知终始[5]，阴阳定矣。何谓也？

然：终始者，脉之纪也。寸口、人迎，阴阳之气通于朝使[6]，如环无端，故曰始也。终者，三阴三阳之脉绝，绝则死。死各有形，故曰终也。

[注释]

[1] 络脉十五：指十二经各有一络，加阳络、阴络、脾之大络，共为十五络脉。其中阳络、阴络，指阳跷之络与阴跷之络，与《灵枢·经脉篇所称十五络有所不同。详见第二十六难。

[2] 其始从中焦：始，开始。饮食物入胃，经过胃的腐熟，脾的运化，吸收其精微，上注于心肺，化生气血，然后通过经脉运行于全身，所以说其始从中焦。

[3] 别络十五，皆因其原：因，随顺。原，来源。意思是别络十五，都是从经脉分出的旁支，和经脉同出一源，并随顺它的经脉一起运行。

[4] 朝：《难经本义》："朝，犹朝会之朝"。会集的意思。

[5] 终始：始，指脉气的开始。终，指脉气的尽竭。《难

经本义》:"始如生物之始,终如生物之穷。欲知生死,脉以候之"。

[6] 阴阳之气通于朝使:通:相通。朝,同注[4]。使,派遣使者。第一难说:"寸口者,脉之大会,手太阴之脉动也"。"荣卫行阳二十五度,行阴亦二十五度,为一周也,故五十度复合于手太阴"。故以"朝使"说明人体阴阳之气,既会于寸口,又从此处再行全身。

[语译]　问:经脉有十二,络脉有十五,它们从哪里开始到哪里终止呢?

答:人体的经脉,是运行气血,贯通阴阳以营养周身的。它从中焦开始,首先流注到手太阴肺经、手阳明大肠经;再从手阳明大肠经流注到足阳明胃经、足太阴脾经;接着从足太阴脾经流注到手少阴心经、手太阳小肠经;然后又从手太阳小肠经流注到足太阳膀胱经、足少阴肾经;接着从足少阴肾经流注到手心主(即手厥阴)心包经、手少阳三焦经;然后又从手少阳三焦经流注到足少阳胆经、足厥阴肝经;最后从足厥阴肝经又复还流注到手太阴肺经。

别络十五,都随顺它的经脉来源一起运行,好像圆环一样,转输气血以共同灌溉全身,会集在寸口、人迎。所以通过诊察寸口、人迎,可以来处理各种疾病,并从而决断预后的良恶。

问:医经上说,懂得脉气的终始,就可以判定人体阴阳是否协调。为什么这样说呢?

答:脉气的终始,是脉法的纲领。寸口和人迎为手太阴脉动之处,人体阴阳之气既在这里会集又从这里再行于全身,循环往复像圆环一样,所以说是脉气的开始。所谓脉气终止,是说三阴三阳经的脉气已经竭绝,脉气竭绝就会死亡,死亡时各有不同的象征,所以说是脉气的终止。

[按语]　一、本难叙述了十二经脉和督、任、跷脉的长度

与流注次序，以及手足三阴三阳经脉的连接情况，并通过十五别络以加强互为表里两经之间的联系，形成一个循环灌注的整体。经脉的主要功能是"行血气，通阴阳，以荣于身"。因为经脉内属于脏腑，外络于肢节，气血的运行，就是通过经脉而内外灌溉，以营养全身。

关于经脉的长度，本难与《灵枢》脉度篇所载相同，惟文字略有小异。考其所计数字，把督脉、任脉说成一样长；奇经八脉只计算了督、任、跷脉，而未及冲、带、阳维、阴维脉；跷脉有阴跷、阳跷，两足应是四条，但只计算了两条。在《灵枢》脉度篇中有"男子数其阳，女子数其阴，当数者为经，不当数者为络也"之说。《难经本义》则认为专指阴跷而言。这些解释，可供参考。

二、关于独取寸口以诊断疾病的原理，在第一难中已有论述，本难进一步说明寸口脉在诊断上的价值。对于寸口、人迎的部位所在，有两种说法：一是以手太阴经动脉太渊为寸口，足阳明经挟喉两旁动脉（颈总动脉）为人迎；一是以左手关前寸部为人迎，右手关前寸部为寸口。《难经》独取寸口诊脉法来看，似以后者为妥。

三、至于十二经脉气绝，在死亡前期的有关症状，第二十四难有较详的叙述，可以互参。

第二十四难　论阴阳各经气绝的症状和预后

[原文] 二十四难曰：手足三阴三阳气已绝，何以为候？可知其吉凶不？

然：足少阴气绝，即骨枯。少阴者，冬脉也，伏行而濡[1]于骨髓。故骨髓不濡[1]，即肉不着骨；骨肉不相亲，即肉濡[1]而却[2]；肉濡而却，故齿长[3]而枯，发无润泽；无润泽者，骨先死。戊日笃[4]，己日死。

足太阴气绝，则脉不营其口唇。口唇者，肌肉之本也。脉不营，则肌肉不滑泽；肌肉不滑泽，则人中满②；人中满②[5]，则唇反；唇反，则肉先死。甲日笃，乙日死。

足厥阴气绝，即筋缩引卵与舌卷③。厥阴者，肝脉也。肝者，筋之合也。筋者，聚于阴器而络于舌本。故脉不营，则筋缩急；筋缩急，即引卵与舌；故舌卷卵缩，此筋先死。庚日笃，辛日死。

手太阴气绝，即皮毛焦。太阴者，肺也，行气温于皮毛者也。气弗营，则皮毛焦；皮毛焦，则津液去；津液去，即皮节伤[6]；皮节伤，则皮枯毛折；毛折者，则毛先死。丙日笃，丁日死。

手少阴气绝，则脉不通；脉不通，则血不流；血不流，则色泽去；故面色黑如黧[7]，此血先死。壬日笃，癸日死。

三阴④[8]气俱绝者，则⑤目眩转[9]目瞑；目瞑者，为失志；失志者，则志先死。死，即目瞑也。

六阳气俱绝者，则阴与阳相离，阴阳相离，则腠理泄，绝汗[10]乃出，大如贯珠，转出不流，即气先死。旦占[11]夕死，夕占旦死。

[校勘]

① 濡：原作"温"。据《灵枢》经脉篇改。

② 人中满：原作"肉满"，据《灵枢》经脉篇改。

③ 卷：《灵枢》经脉篇校注"惟《难经》'舌'后衍'卷'，不可从"。

④ 三阴：《灵枢》经脉篇作"五阴"。

⑤ 则：此下至即目瞑也，《灵枢》经脉篇作"目系转，转则目运；目运者，为志先死；志先死则远一日半死矣"。

[注释]

[1] 濡：此处音义同软，柔软的意思。

　　[2] 却：退缩。这里是肌肉萎缩的意思。

　　[3] 齿长：主要指因牙龈萎缩而外观上牙齿相对地变长。

　　[4] 笃（dǔ堵）：疾病严重的意思。

　　[5] 人中满：人中，指人中沟。人中满，即人中沟变浅或消失。

　　[6] 皮节伤：指津液缺少而引起的皮毛憔悴及关节损伤。

　　[7] 黧（lí梨）：黑里带黄的颜色。

　　[8] 三阴：《难经本义》滑注："三阴通手足经而言也。《灵枢》十篇作五阴气俱绝，则以手厥阴与手少阴同心经也。"

　　[9] 目眩转：眩，眼花视物不清。转，眼球向上翻转。

　　[10] 绝汗：由于阴阳分离、隔绝，阴竭于内，阳脱于外，而致汗出，所以称为绝汗。

　　[11] 占（zhān詹）：预测。

　　[语译] 二十四难问：手足三阴三阳的经气已经竭绝，会出现怎样的证候？可以测知疾病预后的好坏吗？

　　答：足少阴经气竭绝，就会见到骨萎枯槁的症状。足少阴肾经，属于冬藏的经脉，它深伏内行而具有滋养骨髓的作用。所以骨髓得不到肾气的滋养，就会肌肉不能附着于骨；骨与肉不相亲和附着，就会肉软而萎缩；肉软而萎缩，牙齿就会变长而色泽枯槁，头发没有光泽；头发没有光泽的，是骨先死的征象。这种病到戊日加重，己日死亡。

　　足太阴经气竭绝，则经脉之气不能营养口唇。口唇的状况，是窥测肌肉荣枯的依据。足太阴经脉不能供给营养，则使肌肉不能滑润光泽；肌肉不滑润光泽，就会人中沟变浅或消失；人中沟变浅或消失，就会呈现口唇外翻；口唇外翻，是肉先死的征象。这种病到甲日加重，乙日死亡。

　　足厥阴经气竭绝，就会筋脉收缩，牵引睾丸上缩与舌卷。因为足厥阴经，属于肝的经脉。肝脏，是和筋相互联系的。筋，聚合于外生殖器而又联络于舌根。所以足厥阴经脉不能供给营养，便能导致筋脉的收缩拘急；筋脉收缩拘急，就会牵引睾丸与舌本；所以出现舌卷卵缩的症状，这是筋先死的征象。这种病到庚日加重，辛日死亡。

手太阴经气竭绝，就会皮毛憔悴。因为手太阴经，属于肺的经脉，能宣布精气以湿润皮毛。肺气不能营养皮毛，就会使皮毛憔悴；皮毛憔悴，是由于津液消耗；津液消耗，就会使皮毛、关节受到损伤；皮毛、关节受伤，就会出现皮肤枯槁、毫毛断折的症状；毫毛断折的，是毫毛先死的征象。这种病到丙日加重，丁日死亡。

手少阴经气竭绝，则经脉不能畅通；经脉不畅通，则血液就不能周流运行；血液不能周流运行，则色泽失去正常的光彩；所以面部呈现黑里带黄的颜色，这是血先死的征象。这种病到壬日加重，癸日死亡。

手足三阴经的经气都已竭绝，就会眼花视物不清、眼球向上翻转，眼睛闭合；眼睛闭合的，是失去神志主宰的缘故；失去神志主宰的，是神志已先死亡。人已死亡，即眼睛闭合。

六阳经的经气都竭绝的，则阴气与阳气就互相隔离；阴阳之气互相隔离，则阳气外脱而腠理开泄，绝汗就排出，大如连串的珠子一般，转动出于皮肤而凝滞不流，就是气先死的征象。如在早晨出现，可以预测晚上就会死亡，晚上出现，可以预测次晨就会死亡。

[按语]　本难所述的临床症状，均在疾病危重时出现，是由于经气竭绝的结果。因"脏腑为本，经络为标"。十二经脉之气，来源于脏腑，经气的虚实，决定于脏腑精气的盛衰。故所谓经气之绝，实质上是脏腑之气的竭绝。

五脏外合五体、五官七窍，躯体的这些组织器官，依赖于经脉转输的五脏精气以资滋养，从而发挥其生理功能。故当某脏发生病变时，可在与之相合的躯体组织器官上，出现一定的症状，疾病愈严重，其症状也愈显著。这里所举气绝症状，就是五脏疾病发展至严重阶段的反映。如肾主骨，足少阴气绝，骨髓得不到滋养，所以骨枯。齿为骨之余，故进一步影响及齿，出现齿长而枯。又因肾之荣在发，而使发无润泽。这些症状表现，说明肾气内竭，骨亦缺乏生机，是接近于死亡的征象。至于三阴气俱绝，则目眩转目瞑，是由于五脏六腑之精气皆上注于目，五脏阴精已竭，神亦无所依附，所以失志。这一情况，较前更为严重。至于六阳气俱绝，发生阴阳相离，绝汗乃出的危象。临床见此，非为亡阳，即系亡阴。汗出津液外泄，先致亡阴，泄之太过，阳亦随之而亡，终于导致阴阳两亡的危证。所以说"旦占夕死，夕占旦死"。以上这些，对于临床辨证，是有一定实践意义的。

至于某日笃，某日死，是根据五行相胜之说而来。如足少阴气绝，因肾属水，戊己属土，土胜水，所以说"戊日笃，已日死"。其余可以类推，这只能看作是对疾病的发展和预后的一种估计。

第二十五难　论十二经脉之数

[原文]　二十五难曰：有十二经，五脏六腑十一耳，其一经者，何等经也？

然：一经者，手少阴与心主别脉也。心主与三焦为表里，俱有名而无形，故言经有十二也。

[语译]　二十五难问：人体有十二经脉，五脏六腑合起来只有十一个脏器，其余的一经，是内连于什么脏器的经脉呢？

答：其余的一经，是指手少阴心经与手厥阴心包经分别开的经脉。因为心包络与三焦互为表里，都是有名而无形的，所以说经脉共有十二。

[按语]　经脉内连脏腑，五脏六腑共十一个脏器，而经脉为什么却有十二。在《灵枢》经脉篇中，对手少阴心经和手厥

阴心包络经，分别叙述了它们的起止点和循行部位，是经脉为十二。但同篇在叙述阴经气绝时，又缺手厥阴经（第二十四难亦同）；《灵枢》邪客篇所称心是"五脏六腑之大主，"不容邪气侵犯，如果邪将犯心，首先犯于心包络，即心包络代心受邪，从而略去了手少阴心经。本难认为心包络是有名而无形，所以脏器虽为十一，而经脉却有十二。《难经集注》杨曰："手少阴，真心脉也。手心主，心包络脉也。二脉俱是心脉……心有两脉，合成十二经焉"。

本难"心主与三焦为表里，俱有名而无形"之说，后世医家有不同解释。如《难经集注》杨曰："心主有名而无脏"。《难经经释》："心主者，即心包络，有脂膜以卫心者也。安得无形？其所以不得谓之脏者，盖心主代心行事，本无所藏，故不以脏名也"。我们的理解是：所谓"无形"，并不是说无形质可见，而是说心包络包于心脏之外，不是一个独立的脏器，所以称其"有名而无形"。有关三焦问题，可参阅第三十一难。

第二十六难　论十五别络之数

[原文]　二十六难曰：经有十二，络有十五，余三络者，是何等络也？

然：有阳络，有阴络，有脾之大络。阳络者，阳跷之络也。阴络者，阴跷之络也。故络有十五焉。

[语译]　二十六难问：经脉有十二，络脉有十五，除十二经各有一络之外，其余的三络，是什么络脉呢？

答：有一阳络，有一阴络，还有一脾的大络。阳络，是阳跷的络脉。阴络，是阴跷的络脉。所以络脉共有十五。

[按语]　《灵枢》经脉篇所载十五络，与本难稍异，其中有督脉的长强和任脉的屏翳，而无阳跷、阴跷之络。《灵枢》经脉篇比较详细地论述了十五络的循行路线，及虚实病候，针

刺穴位。十五络脉各有名称，均以其所属经脉别出之处的穴位名称而命名。这些穴位，是经气与络气交会的处所，以及互为表里经脉之间循环传注的纽带，也是针灸治疗上常用的络穴。目前在临床应用上，仍然是以《灵枢》经脉篇所载为依据的。

附：十五络名称

手太阴之络名列缺，手少阴之络名通里，手心主之络名内关，手太阳之络名支正，手阳明之络名偏历，手少阳之络名外关，足太阳之络名飞扬，足少阳之络名光明，足阳明之络名丰隆，足太阴之络名公孙，足少阴之络名大钟，足厥阴之络名蠡沟，督脉之络名长强，任脉之络名屏翳，脾之大络名大包。

第二十七难　论奇经的含义和内容

[原文]　二十七难曰：脉有奇经[1]八脉者，不拘于十二经，何也？

然：有阳维，有阴维，有阳跷，有阴跷，有冲，有督，有任，有带之脉。凡此八脉者，皆不拘于经，故曰奇经八脉也。

经有十二，络有十五，凡二十七气，相随上下，何独不拘于经也？

然：圣人图设沟渠，通利水道，以备不虞①[2]。天雨降下，沟渠溢满，当此之时，霶霈[3]妄行②，圣人不能复图也。此络脉[4]满溢，诸经不能复拘也。

[校勘]

① 虞：原作"然"。《脉经》平奇经八脉病第四作"虞"。意较明，故从改。

② 行：原作"作"，《难经集注》作"行"。据改。

[注释]

[1] 奇经：奇，有两种音义。一读（qí骑），异，不同于一般的意思。奇经是十二经脉以外的另一类经脉，因异于十二经，所以叫做"奇经"。一读（jī基），没有配偶叫做奇。因奇

经没有表里的配偶，所以又叫做"奇经"。二者是从不同角度进行解释的，可以并存。

　　[2] 不虞：不测的意思。

　　[3] 霶霈（pāngpèi 乓沛）：同滂沛，形容大雨的情景。

　　[4] 此络脉：即指奇经。《难经本义》："既不拘于经，直谓之络脉，亦可也"。

　　[语译]　二十七难问：经脉中有奇经八脉，它不限制在十二经脉范围之内，是什么道理呢？

　　答：经脉中有阳维，有阴维，有阳跷，有阴跷，有冲，有督，有任，有带脉。这八脉，都不限制在十二经脉范围之内，所以称为奇经八脉。

　　经脉有十二，别络有十五，这些经络之气，是相互顺接运行于周身上下的，为什么唯独奇经不限制在十二经脉范围之内呢？

　　答：譬如古代圣人计划开挖沟渠，通畅疏利水道，用以防备预料不到的水灾。假如天降大雨，沟渠内的水盈满外流，在这个时候，滂沛的雨水泛滥妄行，圣人就不能再计谋开挖沟渠了。这好像奇经气血满溢一样，十二经也不能再限制它了。

第二十八难　论奇经八脉的循行和起止点

　　[原文]　二十八难曰：其奇经八脉者，既不拘于十二经，皆何起何继①也？

　　然：督脉者，起于下极之俞[1]，并于脊里，上至风府[2]，入属于脑②。

　　任脉者，起于中极[3]之下，以上毛际，循腹里，上关元[4]，至喉咽。

　　冲脉者，起于气冲[5]，并足阳明之经[6]，夹脐上行，至胸中而散也。

带脉者，起于季胁，回身一周。

阳跷脉者，起于跟中，循外踝上行，入风池[7]。

阴跷脉者，亦起于跟中，循内踝上行，至咽喉③，交贯冲脉。

阳维、阴维者，维络于身，溢畜不能环流灌溉诸经者也[8]。故阳维起于诸阳会[9]也，阴维起于诸阴交[10]也。

比于圣人图设沟渠，沟渠满溢，流于深湖，故圣人不能拘通也。而人脉隆盛，入于八脉，而不环周[11]，故十二经亦不能拘之。其受邪气，畜则肿热，砭射之[12]也。

［校勘］

① 继：《脉经》平奇经八脉病第四作"系"。

② 脑：此下《针灸甲乙经》有："上巅循额，至鼻柱，阳脉之海也。"十二字。

③ 至咽喉：《针灸甲乙经》作"入喉咙"。

［注释］

[1] 下极之俞：下极，指躯干最下部。下极之俞，即前后阴之间的会阴穴。

[2] 风府：穴名。在枕骨粗隆直下，两侧斜方肌之间的凹陷中。

[3] 中极：穴名。在前正中线脐下四寸。

[4] 关元：穴名。在前正中线脐下三寸。

[5] 气冲：穴名，一名气街。在腹股沟部，当天枢穴垂直线与耻骨联合上缘水平线交点处。

[6] 并足阳明之经：《素问》骨空论作"少阴之经"。《难经本义》："当从《内经》"。《难经经释》则认为："虽阳明与少阴经文互异，然两经不甚相远，皆冲脉所过，义无害也"。可参。

[7] 风池：穴名。在枕骨粗隆直下的凹陷处与乳突之间。

[8] 溢畜不能环流灌溉诸经者也：《难经汇注笺正》："溢

畜二字，已不可解。且与上下文皆不贯串，当以衍文之例删之"。《难经本义》认为此"十二字，当在十二经亦不能拘之，之下"。可参考。

[9] 诸阳会：指足太阳膀胱经的金门穴处，在足外踝前下方。

[10] 诸阴交：指足少阴肾经的筑宾穴处，在足内踝之上。

[11] 不环周：《难经经释》："不环周，言不复归于十二经也"。

[12] 砭射之：砭，砭石，远古时代的治病工具。其法是用石片扎刺皮肤以治疗疾病。砭射之，就是用砭石射刺放血的疗法。

[语译]　二十八难问：奇经八脉，既然不限制在十二经之内，那么它们的循行是从哪里起始，又延续到达哪些部位呢？

答：督脉，起于下极的会阴穴，沿着脊柱里面，上行到风府穴，进入脑部。

任脉，起于中极穴的下面，向上经过阴毛处，沿着腹壁深处再上行经过关元穴，到咽喉部。

冲脉，起于气冲穴，伴随足阳明胃的经脉，挟脐两旁上行，到胸中而分散。

带脉，起于侧胸的季胁部，环绕腰腹一周。

阳跷脉，起于足跟之中，沿着足外踝向大腿外侧上行，进入项上部的风池穴。

阴跷脉，也起于足跟之中，沿着足内踝向大腿外侧上行，到咽喉部，交会贯通于冲脉。

阳维、阴维脉，联络周身阴阳各经脉，所以阳维脉起于各阳经相会之处的金门穴，阴维脉起于各阴经相交之处的筑宾穴。

譬如圣人计划开挖沟渠通畅水流一样，当沟渠里的水量充满外溢了，就会流入深湖之中，所以圣人也不能限制水的流通。而当人体经脉中气血充盛的时候，也就会进入奇经八脉，而非需要时不回入正经周流，所以十二经脉也不能限制它。如果八脉受到病邪的侵袭，蓄积于内就会发生肿、热，可用砭石射刺放血的方法进行治疗。

[按语]　本难承接前难，进一步讨论奇经八脉的问题。文中具体说明了奇经八脉的起止点和循行部位。根据文献记载，奇经八脉有许多支线分散在全身上下，与各经络相互贯通，尤其是督脉、任脉和冲脉分布范围更为广泛。本难仅是指出其中主要的一部分。可参阅《素问》骨空论、痿论，《灵枢》五音五味、逆顺肥瘦、海论、动输，以及李时珍《奇经八脉考》等著作。

本难最后提出的砭石射刺放血疗法，具有疏通经络、宣解气血郁滞的作用。现在临床上，也尚有应用的。

第二十九难　论奇经八脉的病证

[原文]　二十九难曰：奇经之为病何如？

然：阳维维于阳，阴维维于阴，阴阳不能自相维，则怅然失志[1]，溶溶[2]不能自收持。阳维为病苦寒热，阴维为病苦心痛。阴跷为病，阳缓而阴急，阳跷为病，阴缓而阳急。冲之为病，逆气而里急。督之为病，脊强而厥。任之为病，其内苦结，男子为七疝[3]，女子为瘕聚[4]。带之为病，腹满，腰溶溶若坐水中。此奇经八脉之为病也。

[注释]

[1] 怅（chàng 畅）然失志：失志，即失意。怅然失志，是形容失意而不痛快的样子。

[2] 溶溶：疲倦乏力的样子。

[3] 七疝：即冲疝、狐疝、癞疝、厥疝、瘕疝、㿉疝、癃疝七种疝病。

[4] 瘕聚：瘕有"假"的含义，言假借他物而成形，推移可动。聚是结聚，痛无常处，聚散无常，留止不定。瘕聚，指腹部有包块的病症。而这种包块，又有聚散无常、推移可动的特点。

[语译] 二十九难问：奇经八脉发生病变的证候是怎样的？

答：阳维脉是联系各阳经的，阴维脉是联系各阴经的，如阴阳维脉不能相互联系，就会使人有精神不痛快的失意感，全身疲乏以致动作不能自主。如果阳维脉单独发病，常苦于怕冷发热，阴维脉单独发病，常苦于心痛。阴跷脉发生病变，在属阳的外侧弛缓而属阴的内侧拘急。阳跷脉发生病变，在属阴的内侧弛缓而属阳的外侧拘急。冲脉发生病变，会使气向上逆而感到腹内胀急疼痛。督脉发生病变，会出现脊柱强直而发生昏厥。任脉发生病变，患者腹内苦于气结不舒，男性容易发生七种疝病，女性容易发生瘕聚病。带脉发生病变，腹中胀满，腰部弛缓无力好像坐在冷水之中，这些就是奇经八脉发生病变时所出现的证候。

[按语] 本难主要论述奇经八脉的病证。为了便于理解，略作解释如下。

阳维、阴维脉的病证：阳维联系诸阳经，阴维联系诸阴经，阴阳维脉互相联系，以保持阴阳的相对平衡。如阴维、阳维不能互相联系，"则怅然失志，溶溶不能自收持"。《难经汇注笺正》认为："阳维维阳，阴维维阴，盖以此身之真阳真阴而言。阴阳不能维系，故怅然失志，阳气耗散而索索无生气也。溶溶不能自收持，阴液消亡而萎软无力也"。假使阳维单独发病，因为阳主外，阳气不和，所以见恶寒发热的表证。阴维单独发病，因为阴主里，阴气不和，所以见心痛的里证。

阴跷、阳跷脉的病证：阴跷脉与阳跷脉均起于足跟，前者循行于下肢内侧，后者循行于下肢外侧，有保持肢体动作轻健跷捷的作用。如某侧发生病变，则经脉挛缩拘急，相对地另一侧的经脉则表现为弛缓。所以"阴跷为病，阳缓而阴急，阳跷为病，阴缓而阳急"。

冲脉的病证：二十八难说："冲脉者，起于气冲，并足阳明之经，夹脐上行，至胸中而散"。由于冲脉之气失调，与足阳明之气相并而上逆，不能下降，所以可见腹部胀急疼痛、胸满气逆等症状。

督脉的病证：督脉行于脊里，上行入脑。所以督脉发生病变，可使脊柱强直，甚则角弓反张，以至昏厥。如热甚动风痉厥时，所以见到这些症状，当与督脉有一定关系。

任脉的病证：任脉起于小腹部，其发生病变时，气血瘀滞而运行不畅，所以"其内苦结"。在男子容易发生疝气病，女子容易发生瘕聚病，就是由于气滞血瘀所导致的。

带脉的病症：带脉环绕腰腹一周，所以当病变时，产生腹中胀满、腰部弛缓无力如坐水中的症状。如妇女赤白带下、子宫下垂等病，常伴见这些症状，与带脉有一定关系。

有关奇经八脉的病证及病理，目前临床应用较多的是冲、任、督三脉。这三经都起于胞中（指小腹部位），有所谓"一源而三歧"的说法，它们均与生殖系统有关。因此，临床常用"调理冲任"之法以治疗月经病，用"温养任督"之法以治疗生殖机能减退等。

第三篇　脏腑

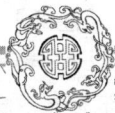

本篇包括第三十难至四十七难。主要介绍了人体脏腑的解剖、生理功能及其与组织器官之间的关系等。

在解剖方面，比较详细地记载了五脏六腑的形态，并分别说明了一些脏腑的周长、直径、长度、阔度以及重量、容量等；对于消化系统和呼吸系统的一些重要部位，即所谓"七冲门"，也一一作了叙述。

在生理功能方面，对脏腑的功能及其所主的声、色、臭、味、液，均作了简要的论述。其中比较详细地指出了三焦的部位、功能和主治腧穴；提出了命门与肾的关系，强调命门在人体生理活动中的重要意义等，这对后世研究三焦与命门学说，都有一定的价值。对于营卫气血的生成、循行及其在人体的作用，对于八会穴在生理上的特殊关系等，也都作了扼要的介绍。

在脏腑与组织器官之间的关系方面，主要论述了五脏与七窍的关系。这些，是脏腑学说中的一些基本内容，对于学习和研究祖国医学，都是很重要的。

第三十难　论营卫的生成与循行

[原文]　三十难曰：荣气之行，常与卫气相随不？

然：经言人受气于谷。谷入于胃，乃传与五脏六腑，五脏六腑皆受于气。其清者为荣，浊者为卫，荣行脉中，卫行脉外，营周不息[1]，五十而复大会。阴阳相贯[2]，如环之无端，故知荣卫相随也。

[注释]

[1] 营周不息：营，围绕的意思。营周不息，指荣卫之气循环周流不息。

[2] 阴阳相贯：荣行脉中，属阴；卫行脉外，属阳。阴阳相贯，即营卫虽分道运行在脉内、脉外，但两者是相互贯通的。

[语译]　三十难问：荣气的运行，常同卫气相合而并行吗？

答：医经上说，人体所接受的精微之气，是来源于饮食水谷的。水谷进入胃中，通过胃的腐熟，脾的运化以后，传送于五脏六腑，因而五脏六腑都能得到水谷精微之气的营养。其清者为荣气，浊者为卫气，荣气行于脉内，卫气行于脉外，周流不息地在全身运行，一昼夜各循行五十周次后，又会合在手太阴肺经。这样阴阳内外相贯通，犹如圆环一样的没有止端，所以知道荣气和卫气是相合而并行的。

[按语]　营卫是维持人体生命活动的两种极其重要的物质，它们有营养人体和防御疾病的作用。本难概述了营卫的生成与循行情况，指出人们日常吃进饮食物，通过脾胃的消化、吸收，化生营卫之气，其分布在脉内的叫做荣，分布在脉外的叫做卫。荣气、卫气始终运行不息，如环无端，循行不止。

所谓"清者为荣，浊者为卫"的"清"、"浊'，是指两者在性能上有所不同。清有柔和之意，浊有刚悍之意。营行脉中，主内，属阴；卫行脉外，主外，属阳。因此，清、浊二字的含义，也就是指营气和卫气各具有阴柔与阳刚的不同特性，这与《素问》痹论中"营者，水谷之精气也。和调于五脏，洒陈于六腑，乃能入于脉。故循脉上下，贯五脏，络六腑也。卫者，水谷之悍气也。其气慓疾（慓音 piào 票。慓疾，急速的意思）滑利，不能入于脉也。故循皮肤之中，分肉之间，熏于肓膜，散于胸腹"的精神是一致的。

营卫的分布，虽然一行脉中、一行脉外，但营卫是相互为用，不能分割的。所谓内、外，只能理解为：其作用于脉外，以卫护机体，抗御外邪的，称作卫气；作用于脉内，以营养人体各部的，叫做营气。因此，它们的分布，并不是固定在脉内或脉外。正如张景岳《类经》所说："卫主气而在外，然亦何尝无血。营主血而在内，然亦何尝无气。故营中未必无卫，卫中未必无营，但行于内者，便谓之营，行于外者，便谓之卫。此人身阴阳交感之道，分之则二，合之则一而已"。所以，营卫之气，阴阳相贯，如环无端地运行不息，实际上也说明了它们之间是相互依赖、相互协调的整体。

第三十一难　论三焦的部位和功能

[原文]　三十一难曰：三焦者，何禀[1]何生①？何始何终？其治[2]常在何许[3]？可晓以不？

然：三焦者，水谷之道路，气之所终始也。上焦者，在心下，下鬲[4]，在胃上口，主内而不出。其治在膻中，玉堂下一寸六分，直两乳间陷者是。中焦者，在胃中脘，不上不下，主腐熟水谷。其治在脐傍。下焦者②，当膀胱上口，主分别清浊，主出而不内，以传导也。其治在脐下一寸。故名曰三焦，其府[5]在气街。

[校勘]

① 生：据下文"主内而不出"，"主出而不内"句，疑为"主"字之误。

② 下焦者：此下明本《难经》有"在脐下"三字。

[注释]

[1] 禀：承受的意思。

[2] 治：《难经本义》："治，犹司也，犹郡县治之治，谓

三焦处所也。或云：治作平声读，谓三焦有病，当各治其处，盖刺法也”。据此，治字有两种解释：一作治理处所讲，一作针治部位讲。本难似以后者为是。

　　[3] 许：作“处”讲。

　　[4] 鬲：音义同“膈”，指横膈膜。

　　[5] 府：聚的意思。此处作汇聚解。

　　[语译] 三十一难说：三焦承受什么又主管什么？它的部位从哪里开始到哪里终止？它的针治部位在哪里？这些问题可以讲清楚吗？

　　答：三焦，是水谷出纳运化传输的道路，人体气机活动的终始。上焦的位置，在心下，向下至横膈膜，在胃的上口，它主管水谷的纳入而不排出。它的针治部位在膻中，玉堂下一寸六分，直两乳间陷中。中焦的位置，在胃中脘，不偏上不偏下，它主管腐熟水谷。它的针治部位在脐的两旁。下焦的位置，当膀胱上口，它主管分别清浊，专主排出而不纳入，故有传导水谷的功能。它的针治部位在脐下一寸。所以上、中、下三部合称为三焦，三焦之气汇聚在气街部。

　　[按语]《灵枢》营卫生会篇对三焦的部位与功能，已有较详的记载。本难则作一扼要论述，并指出三焦总的功能是“水谷之道路，气之所终始”。

　　关于三焦之腑，在第二十五、三十八难中均称其“有名而无形”。《中藏经》、《千金方》及李梴《医学入门》、彭用光《体仁汇编》等，亦均主此说。但也有持不同意见者，如虞抟《医学正传》谓三焦“其体有脂膜，在腔子之内，包罗乎六脏五腑之外也”。唐容川《血证论》称三焦“即人身上下内外相联之油膜”。众说纷纭，议论不一。我们的认识是，所谓“无形”，和第二十五难称心主“有名而无形”的含义一样，并不是说无形质可见，而主要指三焦乃分胸腹腔为上中下三部，概括了其中某些脏腑及其部分功能，并不是一个独立的脏器而言。诚如李梴《医学入门》所论："观三焦妙用，而后知脏腑异而同，同而异，分之则为十二，合之则为三焦"。喻嘉言《医门法律》中也认为："所谓形者，非谓脏腑外别生一物，不过指其所而为形耳"。

第三十二难　论心肺的部位与气血营卫的关系

[原文]　三十二难曰：五脏俱等，而心、肺独在鬲上者，何也？

然：心者血，肺者气。血为荣，气为卫；相随上下，谓之荣卫。通行经络，营周于外，故令心、肺在鬲上也。

[语译]　三十二难问：五脏都是相等的，独有心、肺二脏的位置在横膈以上，这是什么道理呢？

答：心主血液的运行，肺主一身之气。血中包含丰富的营养为荣，气具有保卫体表，抵御外邪的功能为卫；两者相互随行于周身上下，称为荣卫。它们通行于经络之中，周流于躯体各部，所以使得心、肺都居于膈膜之上了。

第三十三难　论肝肺浮沉与阴阳五行的关系

[原文]　三十三难曰：肝青象木，肺白象金。肝得水而沉，木得水而浮；肺得水而浮，金得水而沉。其意何也？

然：肝者，非为纯木[1]也，乙角[2]也，庚之柔[3]。大言阴与阳，小言夫与妇[4]。释其微阳，而吸其微阴[5]之气，其意乐金，又行阴道多[6]，故令肝得水而沉也。肺者，非为纯金[1]也，辛商[2]也，丙之柔[3]。大言阴与阳，小言夫与妇。释其微阴，婚而就火，其意乐火，又行阳道多[6]，故令肺得水而浮也。

肺熟而复沉，肝熟而复浮[7]者，何也？故知辛当归庚，乙当归甲也。

[注释]

[1] 非为纯木、非为纯金：指肝在五行中比类于木，肺在五行中比类于金，但并非纯粹的木或纯粹的金。

[2] 乙角、辛商：乙角是代表肝，辛商是代表肺。十天干分阴阳（甲、丙、戊、庚、壬属阳，乙、丁、己、辛、癸属阴），配五行（甲乙为木，丙丁为火，戊己为土，庚辛为金，壬癸为水。甲为阳木属胆，乙为阴木属肝；庚为阳金属大肠，辛为阴金属肺。余类推），肝、心、脾、肺、肾又分别配合角、徵、宫、商、羽五音。本难的乙角、辛商，即指肝和肺。

[3] 庚之柔、丙之柔：庚、丙在十天干中都属于阳。十天干每隔五位按阴阳不同属性，从五行相克规律，相互配偶，叫做阴阳相配，刚柔相合。即甲与己合，乙与庚合，丙与辛合，丁与壬合，戊与癸合。阳为刚，阴为柔。因此属阴的乙木与属阳的庚金相合，乙便是庚之柔；属阴的辛金与属阳的丙火相合，辛便是丙之柔。

[4] 大言阴与阳，小言夫与妇：乙、庚之间和辛、丙之间存在着阴阳刚柔的相配关系。从大处来说，这是阴阳互根关系；从小一些比喻，像夫妇配偶一样。

[5] 释其微阳，而吸其微阴：释，解除的意思。吸，吸收。微阳、微阴，指乙木和庚金的性质。五行各有旺时，木旺于春，乙木是应于初春的阴木，其时阴气尚盛，阳气犹微，故称微阳。金旺于秋，庚金是应于初秋的阳金，其时阳气尚盛，阴气犹微，故称微阴。

[6] 行阴道多、行阳道多：金旺于秋，秋季阴气渐盛，故称行阴道多。火旺于夏，夏日阳气偏盛，故称行阳道多。

[7] 肺熟而复沉，肝熟而复浮：熟，成熟、纯粹的意思。

肺熟、肝熟，是指辛金和乙木原先分别配偶丙火和庚金，辛从丙火之性而浮（肺金得火而浮），乙从庚金之性而沉（肝木得金而沉），后因相交之气散，阴阳分离，结果各返其本性，成为纯粹的金和木。金沉木浮，所以说肺熟而复沉，肝熟而复浮。

又：《难经汇注笺正》："熟字可疑，古今作注各家，皆从熟字敷衍，无一不牵强难通，不如徐灵胎本作热字为长"。"盖肺有热则清肃之令不行，故失其轻扬之本性，而为沉重。肝有热则木火之焰上灼，故失其沉潜之本性，而反升浮。其理极为易晓，徐灵胎注谓肺气热则清气下坠，肝气热则相火上升，立说亦甚简明"。供参考。

[语译]　三十三难问：肝色为青，像五行中的木，肺色为白，像五行中的金。肝入水而下沉，但木材入水却是浮的；肺入水而上浮，但金属入水却是沉的。这里面的道理是什么呢？

答：肝，不是纯粹的木，它在十天干中属于阴性的乙木，为五音中的角音，是阳性庚金的配偶。从大处来说，是阴阳相交，从小处来说，是夫妇配合。乙木解除了它微弱的阳气，吸收了庚金中微弱的阴气，它乐于从金而带有金性，金又旺于秋季阴气渐盛的时候，因此使得肝中阴多，阴性向下，故入水就下沉了。肺，不是纯粹的金，它在十天干中属于阴性的辛金，为五音中的商音，是阳性丙火的配偶。从大处来说，是阴阳相交，从小处来说，是夫妇配合。辛金解除了它微弱的阴气，婚配于丙火，它乐于从火而带有火性，火又旺于夏季阳气偏盛的时候，因此使得肺中阳多，阳性向上，故入水就上浮了。

肺在成熟为纯金时又复下沉，肝在成熟为纯木时又复上浮，又是什么道理呢？这是因为阴阳不交，夫妇分离，辛金和乙木各复其本性的缘故。也由此可以知道，辛金应当归配于庚金，成为纯粹的金时便下沉，乙木应当归配于甲木，成为纯粹的木时便上浮的道理。

第三十四难　论五脏所主的声色臭味液及五脏与七神的关系

[原文]　三十四难曰：五脏各有声、色、臭、味、液^①，皆可晓知以不？

然：《十变》^[1]言，肝色青，其臭臊，其味酸，其声呼，其液泣；心色赤，其臭焦，其味苦，其声言，其液汗；脾色黄，其臭香，其味甘，其声歌，其液涎；肺色白，其臭腥，其味辛，其声哭，其液涕；肾色黑，其臭腐，其味咸，其声呻，其液唾。是五脏声、色、臭、味、液^①也。

五脏有七神，各何所藏耶？

然：脏者，人之神气所舍藏也。故肝藏魂，肺藏魄，心藏神，脾藏意与智，肾藏精与志也。

[校勘]

① 液：原无。《难经本义》："声色臭味下欠液字"，为是。据补。

[注释]

[1]《十变》：古医经名。今已无考。

[语译]　三十四难问：五脏各有所主的声音、颜色、臭气、味道和液体，这些都可以讲清楚吗？

答：《十变》上说，肝所主的颜色为青色，它的臭气为臊气，它的味道为酸味，它的声音为呼叫，它化生的液体为眼泪；心所主的颜色为赤色，它的臭气为焦气，它的味道为苦味，它的声音为语言，它化生的液体为汗液；脾所主的颜色为黄色，它的臭气为香气，它的味道为甘味，它的声音为歌唱，它化生的液体为涎沫；肺所主的颜色为白色，它的臭气为腥气，它的味道为辛味，它的声音为哭号，它化生的液体为鼻涕；肾所主的颜色为黑色，它的臭气为腐气，它的味道为咸味，它的声音为呻吟，它化生的液体为唾液。这些就是五脏所主的声音、颜色、臭气、味道和液体。

问：五脏中藏有七种名称的神，各脏所藏的是哪一种神呢？

答：脏，是人的各种神气所居藏的地方。所以肝藏魂，肺藏魄，心藏神，脾藏意和智，肾藏精和志。

[按语]　本难与《素问》阴阳应象大论、宣明五气篇和《灵枢》九针论等篇中所述有关内容，基本相同，属于中医学的基本理论。

关于七神藏于五脏的问题，主要是说明两者之间有密切的内在联系。《灵枢》本神篇"生之来谓之精，两精相搏谓之神，随神往来者谓之魂，并精而出入者谓之魄，所以任物者谓之心，心有所忆谓之意，意之所存谓之志，因志而存变谓之思，因思而远慕谓之虑，因虑而处物谓之智。"神、魂、魄、意、智、志等都属人的精神活动。这些精神活动的产生，是人对外界事物的反应。五脏所藏的精气，是七神的物质基础，而七神也是五脏功能活动正常的表现。如五脏有病，就有可能导致精神活动的异常，而精神活动不正常，也会反过来影响五脏的生理功能。这两种情况，在临床上都是可以见到的。

第三十五难　论腑的功能和脏腑相合

[原文]　三十五难曰：五脏各有所腑，皆相近，而心、肺独去大肠、小肠远者，何也？

然：经言心荣、肺卫，通行阳气[1]，故居在上；大肠、小肠，传阴气[2]而下，故居在下。所以相去而远也。

又诸腑者，皆阳也，清净之处。今大肠、小肠、胃与膀胱，皆受不净[3]，其意何也？

然：诸腑者，谓是非也。经言：小肠者，受盛之腑[4]也；

大肠者，传泻行道之腑[5]也；胆者，清净之腑[6]也；胃者，水谷之腑[7]也；膀胱者，津液之腑[8]也。一腑犹无两名，故知非也。

小肠者，心之腑；大肠者，肺之腑；胆者，肝之腑；胃者，脾之腑；膀胱者，肾之腑。

小肠谓赤肠，大肠谓白肠，胆者谓青肠，胃者谓黄肠，膀胱者谓黑肠。下焦之所治也。

[注释]

[1] 通行阳气：阳气，这里指营卫之气。通行阳气，即心肺具有通行营卫之气的功能。营卫是水谷精气所化生，统称阳气，是与下文秽浊的阴气相对而言。

[2] 传阴气：传，传导。阴气，这里指秽浊之气。传阴气，即大肠、小肠有传导水谷残渣等秽浊之气的功能。

[3] 皆受不净：指大肠、小肠、胃、膀胱等腑，贮藏的食物及其残渣等，与五脏贮藏的精气相对而言，这些东西比较污浊，所以说皆受不净。

[4] 受盛之腑：受，接受。盛（chéng 城），容纳。受盛之腑，是说小肠是接受容纳来自胃中已经初步消化的水谷之腑。

[5] 传泻行道之腑：道，同导。传泻行道之腑，是说大肠是传送小肠下移的糟粕，导之下行而从肛门排出粪便之腑。

[6] 清净之腑：是说胆是贮藏澄清洁净的胆汁之腑。

[7] 水谷之腑：是说胃是容纳和腐熟水谷之腑。

[8] 津液之腑：津液，水液的意思。《诸病源候论》："津液之余者，入胞则为小便"，所以津液之腑是说膀胱为贮留小便之腑。

[语译] 三十五难问：五脏各有相合的腑，它们的位置大都邻近，而只有心、肺二脏距离大肠、小肠较远，这是什么道理呢？

答：医经上说，心主荣、肺主卫，具有通行阳气的功能，因此它们的位置居于膈上；大肠、小肠的功能是传导阴气使之下行，因此它们的位置居于膈下。所以心与小肠、肺与大肠的距离就比较远了。

问：又听说所有的腑都是属阳的，按照阳清阴浊的道理，它们都应该是清净的地方。但现在大肠、小肠、胃和膀胱等，都是受纳秽浊不净之物，其道理又是什么呢？

答：各个腑，说它们都是清净之处，是不对的。医经上说，小肠，是受盛之腑；大肠。是传泻行道之腑；胆，是清净之腑；胃，是水谷之腑；膀胱，是津液之腑。一个腑是没有两种含混名称的，所以知道把各腑都称为清净之处的说法是不对的。

小肠，是心之腑；大肠，是肺之腑；胃，是脾之腑；胆，是肝之腑；膀胱是肾之腑。

根据五脏所主的颜色，因此小肠叫做赤肠，大肠叫做白肠，胆叫做青肠，胃叫做黄肠，膀胱叫做黑肠。膀胱是下焦所管辖的。

[按语]　本难所论脏腑相合的内容，与《灵枢》本输篇"肺合大肠，大肠者，传导之腑；心合小肠，小肠者，受盛之腑；肝合胆，胆者，中精之腑；脾合胃，胃者，五谷之腑；肾合膀胱，膀胱者，津液之腑也。"内容基本相同。并提出其中两个问题作了说明：

其一，论述了心与小肠、肺与大肠的距离，之所以较其他相合脏腑为远的道理。原文指出："心荣、肺卫，通行阳气，故居在上；大肠、小肠传阴气而下，故居在下"。这是从阳上阴下，一行阳气，一传阴气，以说明彼此之间在生理上的配合与联系。

其二，从"大肠、小肠、胃与膀胱皆受不净"的生理特点，说明腑虽属阳，其主要功能是对水谷的纳入、消化、吸收、排泄。因此不能以阳清阴浊的理论而说腑是"清净之处"。这是从另一角度把腑与贮藏精气的脏作了区别,与脏是"藏精气而不泻",腑是"传化物而不藏"之意相同。

最后,将各腑分别称为赤肠、白肠、青肠、黄肠、黑肠,这是根据五行理论,以五脏所主颜色来说明脏腑之相合。关于"肠"字,《释名》说:"畅也"。腑既是泻而不藏,故宜通畅。这里把胃、胆、膀胱都称之为肠,其意可能在此。

第三十六难 论肾与命门

[原文] 三十六难曰:脏各有一耳,肾独有两者,何也?

然:肾两者,非皆肾也。其左者为肾,右者为命门。命门者,诸神精之所舍,原气之所系也;男子以藏精,女子以系胞[1]。故知肾有一也。

[注释]

[1] 胞:指女子胞,即子宫。

[语译] 三十六难问:五脏各只有一个,唯独肾脏有两枚,这是什么道理呢?

答:肾脏有两枚,并不完全是肾。它在左边的称为肾,右边的称为命门。命门,是神气和精气舍藏的处所,也是原气维系的地方;在男子用以储藏精气,女子用以联属子宫。所以知道肾还是只有一枚。

[按语] 本难提出左为肾、右为命门的论点,以说明肾有两枚的缘由。但从"命门者,诸神精之所舍,原气之所系也;男子以藏精,女子以系胞"的论述来看,这里所称命门的功能,实即肾脏功能的一部分。因为肾有肾阴、肾阳,它在人体具有与其他脏腑阴阳不同的特殊作用,关系到人的生长发育、生殖,以及维持各个脏腑的生理活动。即全身各脏腑都需要肾阴的滋养和肾阳的温煦,故肾阴又称"真阴",肾阳又称"真

阳"。如果肾阴、肾阳不足，便会影响到人体的生长发育、生殖和各脏腑的正常活动。在临床上，命门火衰之证，即是肾阳虚之证，补命火的方、药，亦即补肾阳的方、药。所以本难的左为肾、右为命门的"左右"两字，不能以人体的部位左右来对待，而应从肾阴、肾阳两个方面的功能去理解。可与三十九难"命门者，精神之所舍也，男子以藏精，女子以系胞，其气与肾通"一节互参。

第三十七难　论五脏与七窍的关系及阴阳气血的生理病理

[原文] 三十七难曰：五脏之气，于何发起，通于何许，可晓以不？

然：五脏者，常内阅[1]于上七窍也①。故肺气通于鼻，鼻和则知香臭矣；肝气通于目，目和则知黑白矣；脾气通于口，口和则知谷味矣；心气通于舌，舌和则知五味矣；肾气通于耳，耳和则知五音矣。五脏不和，则七②窍不通；六腑不和，则留结为痈③。

邪在六腑，则阳脉不和；阳脉不和，则气留之；气留之，则阳脉盛矣。邪在五脏，则阴脉不和；阴脉不和，则血留之；血留之，则阴脉盛矣。阴气太盛，则阳气不得相营也，故曰格。阳气太盛，则阴气不得相营也，故曰关。阴阳俱盛，不得相营也，故曰关格。关格者，不得尽其命而死矣。

经言气独行于五脏，不营于六腑者，何也？

然：夫气之所行也④，如水之流，不得息也。故阴脉营于五脏，阳脉营于六腑⑤，如环无端，莫知其纪，终而复始，其不覆溢，人⑥气内温于脏腑，外濡于腠理[2]。

[校勘]

① 常内阅于上七窍也：原作"当上关于九窍也"，据《灵

枢》脉度篇改。

②七：原作"九"，据《灵枢》脉度篇改。

③痈：《难经悬解》作"聚"。

④气之所行也：明本《难经》作"气之行"。

⑤营于六腑：此下明本《难经》有"阴阳相贯"四字。

⑥不覆溢，人：《难经悬解》作"流溢之"。

[注释]

[1] 阅：经历。这里有通达的意思。

[2] 腠（còu 凑）理：指人体肌肤之间津液及气血流通灌注之处。

[语译] 三十七难问：五脏的精气，从哪里出发，通达到什么地方，可以讲清楚吗？

答：五脏的精气，是经常通达到上部的七窍的。所以肺的精气通达于鼻，鼻功能正常就能辨别气味的香臭了；肝的精气通达于眼，眼功能正常就能看清颜色的黑白了；脾的精气通达于口，口功能正常就能尝辨谷物的滋味了；心的精气通达于舌，舌功能正常就能分辨酸、苦、甘、辛、咸五味了；肾的精气通达于耳，耳功能正常就能听清楚角、微、宫、商、羽五音了。如果五脏功能失常，就会使七窍不通畅；六腑功能失常，就会使气血滞留郁结形成痈疡。

病邪侵犯于六腑，便使阳脉失调；阳脉失调，则主要表现为气行留滞；气行留滞，就会使阳脉满盛。病邪侵犯于五脏，便使阴脉失调；阴脉失调则主要表现为血行留滞；血行留滞，就会使阴脉满盛。阴脉之气过盛，使得阳脉之气不能正常营运时，叫做格。阳脉之气过盛，使得阴脉之气不能正常营运时，叫做关。如果阴阳二气都过于旺盛，使彼此都不能正常营运时，就叫做关格。当发生关格情况时，就不能活到应活的寿命而死亡了。

问：医经上说，精气只是流行于五脏，而不营运于六腑，这是什么意思呢?

答:精气的运行,好像水的流动一样,是一刻不会停息的。所以阴脉中的精气营运于五脏,阳脉中的精气营运于六腑,像圆环一样没有起止点,也无法计算其流转的次数,终了而又开始循环着,它不会像水那样倾倒或外溢,因为人体的精气,在内温养脏腑,在外濡润腠理的。

[按语]　本难主要说明五脏与鼻、目、口、舌、耳等窍是密切联系的。五脏的功能正常与否,就会从七窍反映出来。例如当肺气失宣时,就会出现鼻塞流涕;肝阴不足时,可以导致目涩羞明等。这在临床诊治中有着重要意义,值得进一步研究。本难与《灵枢》脉度篇的有关内容相同。

在论述阴、阳脉不和一节中,指出病邪侵犯五脏、六腑的基本病理变化是阴阳失调、气血留滞。如果病情发展到阴阳隔阻、气血不行的"关格"时,是疾病已到严重阶段,预后多不良。这对分析病机和判断证候是有帮助的。

最后论述了精气的运行和作用。指出人体的精气并非"独行于五脏",而是周流不息,通过阴经阳经运行于五脏与六腑,具有温养脏腑和濡润腠理的作用。

第三十八难　论脏五腑六

[原文]　三十八难曰:脏唯有五,腑独有六者,何也?

然:所以腑有六者,谓三焦也。有原气之别[1]焉,主持诸气,有名而无形,其经属手少阳。此外腑[2]也,故言腑有六焉。

[注释]

[1]有原气之别:别,别使,即使者的意思。有原气之别,指三焦有引导原气,到达全身各部的作用。

[2]外腑:《难经》认为三焦有名而无形,与其他之腑不

同，是五腑之外的一个腑，故称外腑。

[语译] 三十八难问：脏只有五个，腑却有六个，这是什么道理呢？

答：所以说腑有六个，是把三焦包括在内的。三焦具有原气之别使的作用，主持全身脏腑、经络等各种气化活动，只有名称而无具体形态，它的经脉属于手少阳经。这是五腑以外的一个腑，所以说腑有六个。

第三十九难 论腑五脏六

[原文] 三十九难曰：经言腑有五，脏有六者，何也？

然：六腑者，正有五腑也。五脏亦有六脏者，谓肾有两脏也。其左为肾，右为命门。命门者，精神之所舍也；男子以藏精，女子以系胞。其气与肾通。故言脏有六也。

腑有五者，何也？

然：五脏各一腑，三焦亦是一腑，然不属于五脏，故言腑有五焉。

[语译] 三十九难问：医经上说，腑有五个，脏有六个，这是什么意思呢？

答：所谓腑有六个，其实正式的只有五个。五脏也有称作六脏的，是因为肾包括着两个脏的缘故。它在左边的称为肾，右边的称为命门。命门，是精气和神气所舍藏之处；在男子用以储藏精气，女子用以联属子宫。它的气与肾相通。所以说脏有六个了。

问：那么腑只有五个的说法，又应该怎样理解呢？

答：五脏各有一个与它相配合的腑，三焦虽然也是一个腑，但并不配属于五脏，所以说正式的腑只有五个。

第四十难 论鼻臭耳闻与内脏的关系

[原文] 四十难曰：经言肝主色，心主臭，脾主味，肺主声，肾主液。鼻者，肺之候[1]，而反知香臭；耳者，肾之候，而反闻声，其意何也？

然：肺者，西方金也，金生于巳[2]，巳者南方火，火者心，心主臭，故令鼻知香臭；肾者，北方水也，水生于申[2]，申者西方金，金者肺，肺主声，故令耳闻声。

[注释]

[1] 候：变化的情况。五脏在内，其生理、病理情状，可以反映于外，所以"候"也称为"外候"。

[2] 金生于巳、水生于申：巳、申是十二地支中的二支。地支分属五行，配列方位，则巳（午）属火、为南方，申（酉）属金、为西方（如寅卯属木、为东方；亥子属水、为北方；辰戌丑未属土、居中央）。金生于巳、水生于申，亦属五行相生说，但和木生火、火生土、土生金、金生水的五行相生次序不同，所以这种五行相生叫做"五行长生"。

[语译] 四十难问：医经上说，肝主颜色，心主臭气，脾主味道，肺主声音，肾主水液。那么鼻为肺窍，是肺的外候，而它反能辨香臭；耳为肾窍，是肾的外候，而它反能听声音，这些究竟是什么意思呢？

答：肺，属西方金，按照"五行长生"，金是生于巳的，巳配南方火，火比类于心，因为心主臭，所以使得肺窍的鼻能辨香臭；肾，属北方水，水是生于申的，申为西方令，金比类于肺，因为肺主声，所以使得肾窍的耳能听声音。

[按语] 五脏和声、色、臭、味、液的关系，在第三十四难中已有具体论述，本难又指出五脏对色、臭、味、声、液各有专主。如按五脏配合五色，应是肝主青色，脾主黄色，心主

赤色，肺主白色，肾主黑色。本难说肝主色，是说分辨五色是肝的专主。因目为肝之窍，所以说肝主色。其他如心主臭、脾主味、肺主声、肾主液等，其意和"肝主色"之义相类似。然而，七窍的功能和五脏所主，实际上并不完全如肝主色，开窍于目，目能察五色这样一致。所以又提出了"鼻者，肺之候，而反知香臭；耳者，肾之候，而反闻声"的疑问。《难经》对这一问题的解答，是以"五行长生"之说解释内脏间相互长生的关系，来说明鼻知臭、耳闻声的道理。所谓"金生于巳，水生于申"，意思是说鼻虽为肺窍，但是肺金生理功能的动力来源于心（巳），心本主臭，故而鼻主臭；耳虽为肾窍，但是肾水生理功能的动力来源于肺（申），肺本主声，故而耳主闻声。

第四十一难　论肝有两叶

[原文] 四十一难曰：肝独有两叶，以何应也？

然：肝者，东方木也。木者，春也。万物始生，其尚幼小，意无所亲[1]，去太阴[2]尚近，离太阳[3]不远，犹有两心[4]，故有两叶，亦应木叶也。

[注释]

[1] 意无所亲：亲，亲近。意无所亲，是指不与某方特别亲近。

[2] 太阴：指冬令而言。

[3] 太阳：指夏令而言。

[4] 两心：即指春季气候温和，既与寒冷的冬季相去尚近，又与炎热的夏季相离不远，介于阴阳寒热之间，可或从于阳，或从于阴，所以说为两心。与上文"意无所亲"之意相应。

[语译] 四十一难问：肝脏特别生有两叶，这是和什么事物相应的？

答：肝脏，属于东方木。木，属于春。万物开始生长的时候，它还比较幼小，不与某方特别亲近，离开冬令较近，距离夏令不远，介于冬夏的中间，或从于阳，或从于阴，所以肝有两叶，也是相应于草木幼苗叶子分裂的样子。

第四十二难　论人体脏腑的解剖与功能

[原文]　四十二难曰：人肠胃长短，受水谷多少，各几何？

然：胃大[1]一尺五寸，径[2]五寸，长二尺六寸，横屈[3]受水谷三斗五升，其中常留谷二斗，水一斗五升。小肠大二寸半，径八分分之少半[4]，长三丈二尺，受谷二斗四升，水六升三合合之大半[4]。回肠[5]大四寸，径一寸半，长二丈一尺，受谷一斗，水七升半。广肠[6]大八寸，径二寸半，长二尺八寸，受谷九升三合八分合之一。故肠胃凡长五丈八尺四寸，合受水谷八斗七升六合八分合之一。此肠胃长短，受水谷之数也。

肝重四①斤四两，左三叶，右四叶，凡七叶，主藏魂。心重十二两，中有七孔三毛[7]，盛精汁三合，主藏神。脾重二斤三两，扁广三寸，长五寸，有散膏[8]半斤，主裹血[9]，温五脏，主藏意。肺重三斤三两，六叶两耳[10]，凡八叶，主藏魄。肾有两枚，重一斤一两，主藏志。

胆在肝之短叶间，重三两三铢[11]，盛精汁三合。胃重二斤二两，纡曲屈伸[12]长二尺六寸，大一尺五寸，径五寸，盛谷二斗，水一斗五升。小肠重二斤十四两，长三丈二尺，广二寸半，径八分分之少半，左回叠积十六曲，盛谷二斗四升，水六升三合合之大半。大肠重二斤十二两，长二丈一尺，广四寸，径一寸②，当齐右迴③十六曲，盛谷一斗，水七升半。膀胱重九两二铢，纵广九寸，盛溺[13]九升九合。

口广二寸半，唇至齿长九分，齿以后至会厌，深三寸半，大容五合。舌重十两，长七寸，广二寸半。咽门重十二两，广二寸半，至胃长一尺六寸。喉咙重十二两，广二寸，长一尺二寸，九节。肛门重十二两，大八寸，径二寸大半，长二尺八寸，受谷九升三合八分合之一。

[校勘]

① 四：原作"二"，据《难经集注》改。

② 寸：此下明本《难经》有"半"字。

③ 迥：此下明本《难经》有"叠积"二字。

[注释]

[1] 大：即周长。

[2] 径：直径。

[3] 横屈：形容胃充满时盘曲的形态。

[4] 少半、大半：三分之一为少半，三分之二为大半。

[5] 回肠：即大肠。现代解剖学所称回肠是指小肠的下段，与此有别。

[6] 广肠：即大肠末段。包括现代解剖学的乙状结肠和直肠。

[7] 七孔三毛：《难经汇注笺正》引《列子》"心之七孔，本是古人习惯之常语"，"三毛……不知其何所指矣"。

[8] 散膏：《难经汇注笺正》认为系指胰腺组织。

[9] 裹血：即统血，使血不致溢出脉外。

[10] 叶、耳：垂下为叶，旁出为耳。

[11] 铢：古代计算重量的名词。二十四铢为一两。

[12] 纡曲屈伸：在此指把胃的弯曲处伸直以测量其长度。

[13] 溺：音义同"尿"。

[语译] 四十二难问：人体肠胃的长短，受纳水谷的多少，各是怎样呢？

答：胃的周长一尺五寸，直径五寸，长二尺六寸，充满时横屈可受纳水谷三斗五升，其中通常可留存食物二斗，水液一斗五升。小肠的周长二寸半，直径八分又一分的三分之一，长三丈二尺，可受纳谷物二斗四升，水液六升三合又一合的三分之二。回肠的周长四寸，直径一寸半，长二丈一尺，可受纳谷物一斗，水液七升半。广肠的周长八寸，直径二寸半，长二尺八寸，可受纳水谷的糟粕九升三合又一合的八分之一。所以肠胃共长五丈八尺四寸，合计可受纳水谷八斗七升六合又一合的八分之一。这就是肠胃的长短，以及受纳水谷容量的总数。

肝的重量四斤四两，左侧有三叶，右侧有四叶，共为七叶，在精神活动方面的功能是主藏魂。心的重量十二两，其中有七孔三毛，贮藏营血三合，在精神活动方面的功能是主藏神。脾的重量二斤三两，扁阔三寸，长五寸，附有散膏半斤，主统裹血液，温养五脏，在精神活动方面的功能是主藏意。肺的重量三斤三两，有六叶两耳，共为八叶，在精神活动方面的功能是主藏魄。肾有两枚，重量一斤一两，在精神活动方面的功能是主藏志。

胆在肝的短叶之间，重量三两三铢，贮藏胆汁三合。胃的重量二斤二两，其屈曲处的长度二尺六寸，周长一尺五寸，直径五寸，贮纳谷物二斗，水液一斗五升。小肠的重量二斤十四两，长三丈二尺，周长二寸半，直径八分又一分的三分之一，向左旋转重叠相积有十六个弯曲，能贮盛谷物二斗四升，水液六升三合又一合的三分之二。大肠的重量二斤十二两，长二丈一尺，周长四寸，直径一寸，在脐下向右旋转十六个弯曲，贮盛谷物一斗，水液七升半。膀胱的重量九两二铢，纵阔九寸，贮盛小便九升九合。

口阔二寸半，自口唇到齿的长度是九分，牙齿向后到会厌，深度是三寸半，大小可容纳五合。舌重量十两，长七寸，阔二寸半。咽门的重量十二两，阔二寸半，从它到胃的长度是一尺六寸。喉咙的重量十二两，阔二寸，长一尺二寸，共有九节。肛门的重量十二两，周长八寸，直径二寸又一寸的三分之二，长二尺八寸，可受纳水谷的残渣九升三台又一合的八分之一。

[按语]　本难是一篇记载古代解剖学的文献资料。它比较详细地论述了五脏、五腑及口、舌、咽、喉、肛门等组织器官的周长、直径、长度、阔度和重量、容量等。以古今度、量、衡折合对照，本难所载数值，不少部分和现代解剖学比较接近，在解剖学发展史上，是一项重要成就。但其中对某些脏器形态的叙述，如肝有七叶、心有七孔三毛、肺有六叶两耳等，与现代解剖学不一致。

本难对脾脏生理提出"主裹血"之说，是治疗脾不统血证的最早理论依据，这对临床很有价值。

第四十三难　论不进饮食七日而死的原理

[原文]　四十三难曰：人不食饮，七日而死者，何也？

然：人胃中当有留谷二斗，水一斗五升。故平人日再至圊[1]，一行二升半，一①日中五升，七日五七三斗五升，而水谷尽矣。故平人不食饮七日而死者，水谷津液俱尽，即死矣。

[校勘]

① 一：原无，据《灵枢》平人绝谷篇补。

[注释]

[1] 再至圊（qīng 清）：圊，厕所。再至圊，意即两次到厕所大便。

[语译]　四十三难问：人不进饮食，七天就会死亡，是什么道理？

答：人的胃中应当存留谷物二斗，水液一斗五升。一般健康人每天大便两次，每次排便量是二升半，一天计排便五升，七天是五七三斗五升，便将所有的水谷糟粕排泄尽了。所以健康人不进饮食七天就会死亡，是水谷津液都已尽竭。

第四十四难　论七冲门的名称和部位

[原文]　四十四难曰：七冲门[1]何在？

然：唇为飞门[2]，齿为户门[3]，会厌为吸门[4]，胃为贲门[5]，太仓下口为幽门[6]，大肠小肠会为阑门[7]，下极为魄门[8]，故曰七冲门也。

[注释]

[1] 七冲门：冲，要道。门，出入口。七冲门，是指消化、呼吸系统中七个重要的出入口。

[2] 飞门：飞，古与"扉"通。扉，门扇。口唇张合，饮食由此而入，如同门扇一样，所以称唇为飞门。

[3] 户门：饮食入口，最先通过牙齿，好像门户一样，所以称齿为户门。

[4] 吸门：会厌在喉的上方，有掩盖喉口，防止食物误入喉腔的作用。因其是呼吸之气出入与饮食纳入必经之处，故称会厌为吸门。

[5] 贲门：贲，与"奔"通。贲门在胃上口，上接食道，食物由此奔流而下，故名。

[6] 太仓下口为幽门：储藏粮食的仓库叫太仓。胃为水谷之海，故亦称胃为太仓。幽，深远的意思。幽门在胃下口，下接小肠，因其较为深远，故名。

[7] 阑门：阑，与"栏"通，即门栏。阑门在小肠与大肠交会之处，好像门栏当出入交会之处一样，故名。

[8] 魄门：魄，与"粕"通，即糟粕的意思。魄门，即肛门。因糟粕由此排出，故名。

[语译]　四十四难问：人体的七个重要的出入口，是在哪些地方？

答：口唇称为飞门，牙齿称为户门，会厌称为吸门，胃的上口称为贲门，胃的下口称为幽门，大肠小肠的交会处称为阑门，躯干最下部排出糟粕之处称为魄门，所以称做七冲门。

[按语]　本难所论七冲门，是古代的解剖部位名称。这些是消化系统和呼吸系统中的重要部位，有的名称直到目前还在沿用，如贲门、幽门等。从其命名含义，就可知道它的生理作用。

第四十五难　论八会的部位和主治

[原文]　四十五难曰：经言八会者，何也？

然：腑会太仓[1]，脏会季胁[2]，筋会阳陵泉[3]，髓会绝骨[4]，血会膈俞[5]，骨会大杼[6]，脉会太渊[7]，气会三焦外一筋直两乳内[8]也。热病在内者，取其会之气穴也①。

[校勘]

① 气会三焦……气穴也：《史记正义》引作"气会三焦，此谓八会也"，无外一筋以下二十字。

[注释]

[1] 太仓：原为胃的别名，这里是指中脘穴，在脐上四寸，即胸骨剑突尖与脐连线之中点处。

[2] 季胁：原为软肋部的统称，这里是指章门穴，在第十一肋游离端稍下方处。

[3] 阳陵泉：穴名，在腓骨小头前下方的凹陷处。

[4] 绝骨：穴名，又名悬钟穴，在外踝上三寸。

[5] 膈俞：穴名，在第七胸椎棘突下，旁开一寸五分处。

[6] 大杼：穴名，在第一胸椎棘突下，旁开一寸五分处。

[7] 太渊：穴名，在腕横纹上，当拇长展肌腱与桡侧腕屈肌腱连线之中点处。

[8] 直两乳内：指膻中穴。第三十一难："其治在膻中，玉堂下一寸六分，直两乳间陷者是"。该穴在两乳之间的胸骨

中线上。

[语译] 四十五难问：医经上说，人体有八会，是指的什么？

答：六腑之气会聚在中脘穴，五脏之气会聚在章门穴，筋会聚在阳陵泉穴，髓会聚在绝骨穴，血会聚在膈俞穴，骨会聚在大杼穴，脉会聚在太渊穴，气会聚在两乳中间的膻中穴。凡热邪引起内热病变，都可以取它们会聚精气的穴位进行治疗。

[按语] 八会是脏、腑、筋、骨、髓、脉、气、血八者的精气，在运行过程中的会聚部位。这八个会聚点都是经脉中的腧穴，故亦称为八会穴。因其在生理上与脏、腑、气、血等有着特殊的关系，所以凡属这些脏器组织的病变（包括热性病及内伤病），都可取用与之相关的会穴。如膻中可治胸闷、气促等气机不畅的病症；膈俞可治血虚及慢性出血性病症等。

"脉会太渊"，此"脉"字指全身的经脉。太渊是手太阴肺经的腧穴，位于寸口部位。第一难说："寸口者，脉之大会，手太阴之动脉也"，和"脉会太渊"的意义是一致的。

第四十六难　论老少寤寐不同的原因

[原文] 四十六难曰：老人卧而不寐，少壮寐而不寤者，何也？

然：经言少壮者，血气盛，肌肉滑，气道通，荣卫之行不失于常，故昼日精[1]，夜不寤也。老人血气衰，肌肉不滑，荣卫之道涩，故昼日不能精，夜不得寐也。故知老人不得寐也。

[注释]

[1] 精：精神饱满的意思。

[语译] 四十六难问：老年人卧床而不能睡着，少年壮年人睡着而不易醒，是什么道理呢？

答：医经上说，少年和壮年人，血气充盛，肌肉润泽，气道通利，荣气卫气的运行不失常度，所以白天精神饱满，夜间睡着而不易醒。老年人的血气衰少，肌肉不润泽，荣气和卫气运行的道路涩滞，所以白天精神不够饱满，夜里也就不能睡着。故而知道老年人在晚上不容易入眠了。

　　[按语]　本难阐明老人不寐和少壮之人不寤的原因，主要在于气血的充盛或衰少，和荣卫运行的正常或涩滞。凡气血旺盛，荣卫运行不失其常，则夜寐而不寤；若气血虚弱，荣卫之道涩，则夜难成寐。人到了一定年龄，荣卫气血必然会趋于衰退，所以老年人不寐是在衰老阶段的普遍现象，也是生理上的自然趋势。如果尚未衰老而有此种现象，那就是病态，需要适当的治疗了。至于营卫失调引起失眠的理论，《灵枢·大惑论》："卫气不得入于阴，常留于阳。留于阳则阳气满，阳气满则阳跷盛；不得入于阴，则阴气虚。故目不瞑矣"。"卫气留于阴，不得行于阳。留于阴则阴气盛，阴气盛则阴跷满；不得入于阳，则阳气虚。故目闭也"。"夫卫气者，昼日常行于阳，夜行于阴，故阳气尽则卧，阴气尽则寤"可参考。

第四十七难　论面部独能耐寒的原因

　　[原文]　四十七难曰：人面独能耐寒者，何也？

　　然：人头者，诸阳[1]之会也。诸阴脉[2]皆至颈、胸中而还，独诸阳脉皆上至头耳，故令面耐寒也。

　　[注释]

　　[1] 诸阳：指手足三阳经脉。

　　[2] 诸阴脉：指手足三阴经脉。

　　[语译]　四十七难问：人的面部独能耐受寒冷，是什么原因呢？

　　答：人的头部，是手足三阳经脉聚会的地方。手足三阴经脉都是行到颈部或胸中就回返了，只有手足三阳经脉都上行至头面部，所以使得面部能够耐受寒冷了。

　　[**按语**]　本难论述面部耐寒的原因，主要由于手足三阳经脉都循行到头面部，故面部经气充盈而耐寒。根据十二经脉的循行情况，手足各阳经的起点或终点，都在头面部。但手足各阴经，虽不直接到达头面，然而通过与阳经的配偶关系，和头面是有联系的。所以《灵枢》邪气脏腑病形篇："十二经脉，三百六十五络，其血气皆上于面而走空窍……其气之津液皆上熏于面，而皮又厚，其肉坚，故天气甚寒不能胜之也"。由此可见，人头面部独能耐寒，与十二经的气血都密切相关，不过诸阳经居于主要地位而已。

第四篇 疾病

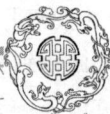

　　本篇包括第四十八难至六十一难。主要论述病因、病机和病证等内容。在病因方面，提出了风、寒、暑、湿、温、热和忧愁、思虑、恚怒以及饮食、劳倦等。并论述了"正经自病"和"五邪所伤"两类不同性质的疾病，以作为临床分析病因的示范。对于病机的分析，要求掌握望、闻、问、切四诊，结合脏腑生理功能，运用阴阳、表里、寒热、虚实进行分析，以作为辨证的基础。另外，还运用了五行生克的关系，说明疾病的传变和预后的良恶。在病证方面，举出积聚、伤寒、泄泻、癫狂、心痛、头痛等一些常见病，进行了概括的论述，以作为临床辨病辨证的范例。

第四十八难　论疾病的三虚三实

　　[原文]　四十八难曰：人有三虚三实，何谓也？

　　然：有脉之虚实，有病之虚实，有诊之虚实也。脉之虚实者，濡者为虚，牢[①]者为实。病之虚实者，出者为虚，入者为实[1]；言者为虚，不言者为实[2]；缓者为虚，急者为实。诊之虚实者[②]，痒者为虚，痛者为实[3]；外痛内快，为外实内虚，内痛外快，为内实外虚。故曰虚实也。

　　[校勘]

　　① 牢：此上原有"紧"字，据《脉经》平虚实第十删。

　　② 者：此下原有"濡者为虚，牢者为实"八字，据《脉经》平虚实第十删。

［注释］

［1］出者为虚，入者为实：有两种解释：一种解释，《难经本义》说：“出者为虚，是五脏自病，由内而之外，……入者为实，是五邪所伤，由外而之内”。即内伤为脏腑发病，日久正虚，反映在外可见面色不华，肢体消瘦等，所以说“出者为虚”。外感为六淫从外侵袭，发展传变而至内脏，多属邪气偏盛，所以说“入者为实”。另一种解释，《难经经释》说；“出谓精气外耗，如汗吐下之类，凡从内出者皆是。入谓邪气内结，如能食便闭，感受风寒之类，凡从外入者皆是”。两说可互为补充。

［2］言者为虚，不言者为实：言者为虚，指慢性病尚未影响言语者。不言者为实，指急性病邪甚壅闭而不能言语者。

［3］痒者为虚，痛者为实：《难经经释》说：“血气少而肌肉不能充则痒，邪气聚而营卫不得和则痛”。故前者属虚，后者属实。

［语译］　四十八难问：人病有三虚三实，它讲的是什么呢？

答：有脉象方面的虚实，有病证方面的虚实，有诊候方面的虚实。所谓脉象的虚实，一般是濡弱无力的属虚，坚牢有力的属实。所谓病证的虚实，一般是从内出外的属虚，从外入内的属实；能言语的属虚，不能言语的属实；疾病进程缓慢的属虚，疾病发作急骤的属实。所谓诊候的虚实，一般是有痒感的属虚，有痛感的属实；用手按之，外部疼痛而内部无痛感的，属于外实内虚，内部疼痛而外部无痛感的，属于内实外虚。所以说疾病是有虚有实的。

［按语］　本难从脉象、病证、诊候三个方面，论述了辨别疾病的虚实概况。虚实证的症状表现是多方面的，本难仅是举例而已，还有虚中夹实，实中夹虚等病证，所以临床时必须四诊合参，进行综合分析，才能正确判断疾病的虚实，以及虚

实夹杂等错综复杂的情况。

第四十九难　论正经自病与五邪所伤的区别

[原文]　四十九难曰：有正经自病[1]，有五邪[2]所伤，何以别之？

然：经言①忧愁思虑则伤心；形寒饮冷则伤肺；恚[3]怒气逆，上而不下则伤肝；饮食劳倦则伤脾；久坐湿地，强力入水则伤肾。是正经之自病也。

何谓五邪？

然：有中风，有伤暑，有饮食劳倦，有伤寒，有中湿。此之谓五邪。

[校勘]

① 经言：原无。据《难经集注》补。

[注释]

[1] 正经自病：正经，指十二经脉。经脉内属于脏腑，所以这里是指与经脉相连的内脏。自病，就是指病邪伤及某脏，而某脏直接发生疾病，并非由他脏疾病传变而来者。

[2] 五邪：即下文风、寒、暑、湿、饮食劳倦五种致病因素。

[3] 恚（huì 惠）：恨、怒的意思。

[语译]　四十九难问：疾病有属于正经自病的，有由于五邪所伤的，怎样进行区别呢？

答：医经上说，忧愁思虑过度会伤害心脏；形体受寒和饮食寒冷会伤害肺脏；怨恨愤怒太过会使气机上逆，气上逆而不得下降会伤害肝脏；饮食不节和劳倦过度会伤害脾脏；久坐潮湿的地方，强行用力又入水中会伤害肾脏。这些就是正经自病。

问：什么叫做五邪所伤呢？

答：有伤于风的，有伤于暑的，有伤于饮食劳倦的，有伤于寒的，有伤于湿的。这些就叫做五邪。

[原文]　假令心病，何以知中风得之？

然：其色当赤。何以言之？肝主色，自入为青，入心为赤，入脾为黄，入肺为白，入肾为黑。肝为心邪，故知当赤色。其病身热，胁下满痛，其脉浮大而弦[1]。

[注释]

[1] 假令心病……其脉浮大而弦：《难经》认为五邪与五脏相通，意即某种邪气主要侵犯某脏，如风邪伤肝，暑邪伤心，饮食劳倦伤脾，寒邪伤肺，湿邪伤肾。但五邪既可侵犯与之相通的某脏，也可以侵犯其他任何一脏。本节就是说明风邪是伤肝的，但也可以伤心，所以既有肝病症状，又有心病症状，或者是心肝同时发病，或者是由肝传入于心。这就谓"肝为心邪"。肝主五色，病邪侵犯了不同的脏，就会呈现不同的色。由于"入心为赤"，所以"肝为心邪"，应当呈现赤色。下面四节，虽然其所伤之邪不同，所主应各异，但原理都是一样，可依此类推。

[语译]　问：假如心脏发生疾病，根据什么知道是伤于风而得病的呢？

答：病人的面部当见赤色。根据什么这样说呢？因为肝是主五色的，病邪自入于肝呈现青色，入心呈现赤色，入脾呈现黄色，入肺呈现白色，入肾呈现黑色。肝邪传入于心，所以知道面部应当赤色。它的症状还有身体发热，胁下胀满疼痛，它的脉象浮大而弦。

[原文]　何以知伤暑得之？

然：当恶焦①臭。何以言之？心主臭，自入为焦臭，入脾为香臭，入肝为臊臭，入肾为腐臭，入肺为腥臭。故知心病伤暑得之，当恶焦①臭。其病身热而烦，心痛，其脉浮大而散。

[校勘]

① 焦：原无。据《难经古义》补。

[语译] 问：根据什么知道是伤于暑而得病的呢？

答：病人应当厌恶焦臭气。根据什么这样说呢？因为心是主五臭的，病邪自入于心厌恶焦臭，入脾厌恶香臭，入肝厌恶臊臭，入肾厌恶腐臭，入肺厌恶腥臭。所以知道心病由于伤暑而得的，应当厌恶焦臭气。它的症状还有身体发热而烦躁，心痛，它的脉象浮大而散。

[原文] 何以知饮食劳倦得之？

然：当喜苦味也①。何以言之？脾主味，入肝为酸，入心为苦，入肺为辛，入肾为咸，自入为甘。故知脾邪入心，为喜苦味也。其病身热而体重嗜卧，四肢不收，其脉浮大而缓。

[校勘]

① 也：此下原有"虚为不欲食，实为欲食"九字。《难经本义》认为"于上下文无所发，疑错简衍文"。据删。

[语译] 问：根据什么知道是由于饮食不节和劳倦过度而得病的呢？

答：病人应当喜食苦味。根据什么这样说呢？因为脾是主五味的，病邪入肝喜食酸味，入心喜食苦味，入肺喜食辛味，入肾喜食咸味，自入于脾喜食甘味。所以知道脾邪传入于心，表现喜食苦味。它的症状还有身体发热而且躯体困重，喜欢睡眠，四肢难于伸屈，它的脉象浮大而缓。

[原文] 何以知伤寒得之？

然：当谵言妄语。何以言之？肺主声，入肝为呼，入心为言，入脾为歌，入肾为呻，自入为哭。故知肺邪入心，为谵言妄语也。其病身热，洒洒恶寒，甚则喘咳，其脉浮大而涩。

[语译] 问：根据什么知道是伤于寒而得病的呢？

答：病人应当胡言乱语。根据什么这样说呢？因为肺是主五声的，病邪入肝会呼叫，入心会胡言乱语，入脾会歌唱，入肾会呻吟，自入于肺会哭泣。所以知道肺邪传入于心，表现胡言乱语。它的症状还有身体发热，洒洒恶寒，甚至会气喘咳嗽，它的脉象浮大而涩。

[原文] 何以知中湿得之？

然：当喜汗出不可止。何以言之？肾主液①，入肝为泣，入心为汗，入脾为涎，入肺为涕，自入为唾。故知肾邪入心，为汗出不可止也。其病身热而小腹痛，足胫寒而逆，其脉沉濡而大。

此五邪之法也。

[校勘]

① 液：原作"湿"，据明本《难经》改。

[语译] 问：根据什么知道是伤于湿而得病的呢？

答：病人应当经常出汗不能自止。根据什么这样说呢？因为肾是主五液的，病邪入肝会流泪，入心会出汗，入脾会流涎，入肺会流涕，自入于肾会流唾液。所以知道肾邪传入于心，表现经常出汗不能自止。它的症状还有身体发热而小腹部疼痛，足胫寒而逆冷，它的脉象沉濡而大。

这些就是诊察五邪所伤的方法。

[按语] 一、本难所称"正经自病"与"五邪所伤"，历代注家对此的认识，主要有：一是认为"正经自病"属于内伤，"五邪所伤"属于外感。一是认为直接发生于本脏的为"正经自病"，由他脏疾病传变而来的（或两脏同时发病）为"五邪所伤"。

二、本难关于五脏病候，如肝病"身热，胁下满痛"；心病"身热而烦，心痛"等论述，是古人通过实践的观察，运用脏腑、经络学说，从五脏与五体之间的整体关系上，加以分析归纳而总结的，对于临床辨证，有其一定价值。

在病因、病理的论述上，本难运用五行学说来分析五邪入五腑，同时以心病为例，说明邪入五脏后，有五色，五臭，五味，五声，五液等方面的变化，并强调声、色、臭、味、液的诊断意义。

第五十难　论五邪传变

[原文]　五十难曰：病有虚邪，有实邪，有贼邪，有微邪，有正邪，何以别之？

然：从后来者为虚邪，从前来者为实邪[1]，从所不胜来者为贼邪，从所胜来者为微邪[2]，自病者为正邪。何以言之？假令心病，中风得之为虚邪，伤暑得之为正邪，饮食劳倦得之为实邪，伤寒得之为微邪，中湿得之为贼邪。

[注释]

[1] 从后来者为虚邪，从前来者为实邪：这是从五行相生关系而论的。后，指生我之脏。前，指我生之脏。《难经正义》说："病有虚邪者，如心脏属火，其病邪从肝木传来，木生火，则木应居火之后，是生我者，邪挟生气而来，虽进而易退，故曰从后来者虚邪也。病有实邪者，如心属火，其病邪从脾土传来，火生土，则土位居火之前，是受我之气者，其力方旺，还而相克，其势必盛，故从前来者实邪也。"

[2] 从所不胜来者为贼邪，从所胜来者为微邪：这是从五行相乘关系而论的。所不胜，指克我之脏。所胜，指我克之脏。贼，害的意思。《难经正义》说："病有贼邪者，如心属火，其病邪从肾水传来，水克火，心受克而不能胜，脏气本已相制，而邪气挟其力而来，残削必甚，故曰从所不胜来者贼邪也。病有微邪者，如心属火，其邪从肺金传来，火克金，金受克而火能胜，脏气既受制于我，则邪气亦不能深入，故曰从所胜来者微邪也。"

[语译]　五十难问：病邪有的叫虚邪，有的叫实邪，有的叫贼邪，有的叫微邪，有的叫正邪，根据什么进行区别呢？

答：从生我之脏传来的称为虚邪，从我生之脏传来的称为实邪，从克我之脏传来的称为贼邪，从我克之脏传来的称为微邪，由本脏之邪发病的称为正邪。为什么这样说呢？假如心脏发生疾病，由于中受属肝的风邪而得的叫虚邪，由于伤了属心本身之暑邪而得的叫正邪，由于伤了属脾的饮食劳倦之邪而得的叫实邪，由于伤了属肺的寒邪而得的叫微邪，由于中受属肾的湿邪而得的叫贼邪。

第五十一难　论喜恶与脏腑疾病的关系

[原文]　五十一难曰：病有欲得温者，有欲得寒者，有欲得见人者，有不欲得见人者，而各不同，病在何脏腑也？

然：病欲得寒，而欲见人者，病在腑也；病欲得温，而不欲见人者，病在脏也。何以言之？腑者阳也，阳病欲得寒，又欲见人；脏者阴也，阴病欲得温，又欲闭户独处，恶闻人声。故以别知脏腑之病也。

[语译]　五十一难问：病人有喜欢温暖的，有喜欢寒凉的，有想要见人的，有不想见人的，而这些各不相同的情况，究竟病是在脏还是在腑呢？

答：病人喜欢寒凉，而又想要见人的，是病变在腑；病人喜欢温暖，而又不想见人的，是病变在脏。为什么这样说呢？因为腑是属阳的，阳热的病喜欢寒凉，又想要见人；脏是属阴的，阴寒的病喜欢温暖，又想要关闭门户单独居住，厌恶听到别人的声音。所以以这些区别了解是脏还是腑的疾病。

[按语]　本难是从病人的喜恶区别是脏病还是腑病。其机理是：腑属阳，阳主热，所以"欲得寒"；阳又主动，所以"又欲见人"。脏属阴，阴主寒，所以"欲得温"；阴又主静，所以"又欲闭户独处，恶闻人声"。这和第四难以脉象迟数分别脏病、腑病一样，都是从阴阳学说举例言之。《素问》阳明

脉解篇说："足阳明之脉病，恶人与火"。所以脏病也有热证，腑病也有寒证；病人的喜恶，也不是绝对的。应根据具体病情，进行分辨属脏属腑、属寒属热，较为全面。

第五十二难　论脏腑发病的根本不同

[原文]　五十二难曰：腑脏发病，根本[1]等不？

然：不等也。

其不等奈何？

然：脏病者，止而不移，其病不离其处；腑病者，彷彿[2]贲响[3]，上下行流，居处无常。故以此知脏腑根本不同也。

[注释]

[1]　根本：树木之根。在此作发病原因讲。

[2]　彷彿：同仿佛。似有若无、捉摸不定的意思。

[3]　贲响：指气行奔走而有响声。

[语译]　五十二难问：腑和脏发生疾病，它们的发病原因相同吗？

答：是不相同的。

问：它们不相同的情况怎样呢？

答：脏发生疾病，停留在某处而不移动，它的病位不离开它原来的处所；腑发生疾病，是似有若无的气在奔走作响，上下流动，部位不固定。所以根据这些情况知道脏和腑发病的原因是不相同的。

[按语]　本难所称脏病腑病，是指癥瘕积聚而言。癥与积是固定而有形的肿块。瘕与聚有时按之似乎有形，但无固定的部位，时有时无，实际是无形之气的或聚或散而然。由于脏属阴主静，故称癥积为脏病；腑属阳主动，故称瘕聚为腑病。

第五十三难　论七传与间脏的传变和预后

[原文]　五十三难曰：经言七传[1]者死，间脏[2]者生。何谓也？

然：七传者，传其所胜也。间脏者，传其子也。何以言之？假令心病传肺，肺传肝，肝传脾，脾传肾，肾传心，一脏不再伤，故言七传者死也[3]。间脏者，传其所生也①。假令心病传脾，脾传肺，肺传肾，肾传肝，肝传心，是母子相传，竟而复始，如环无端，故曰生也。

[校勘]

① 间脏者，传其所生也：原无，据明本《难经》补。

[注释]

[1] 七传：历代注家有不同解释，《难经本义》引纪氏曰："自心而始，以次相传，至肺之再，是七传也"。《难经集注》吕曰："七，当为次字之误也。此下有间字，即知上当为次"。七传是传其所克之脏。

[2] 间脏：间，隔的意思。按照五行相克的次序是：金、木、土、水、火，如果向上间隔一行推算，即为火生土、水生木等。所以间脏就是传其所生之脏。

[3] 一脏不再伤，故言七传者死也：即每一脏不能再次受病，如七传心病传肺，循传一周后，又传到肺，使肺脏再次受病，所以说七传者死也。

[语译]　五十三难问：医经上说，五脏疾病属于七传的死，属于间脏的生。这讲的是什么意思呢？

答：所谓七传，是传其所胜的脏。间脏，是传其所生的子脏。为什么这样说呢？假如心脏疾病传给肺，肺传给肝，肝传给脾，脾传给肾，肾传给心，每一个脏不能再次受病，所以说七传的预后多不良。间脏，是传其所生的子脏，假如心脏疾病传给脾，脾传给肺，肺传给肾，肾传给肝，肝传给心，这是母脏与子脏之间的相传，因为母子相生之气终了又复开始，好像圆环一样没有止端，所以说预后多良好。

第五十四难　论脏病腑病治疗的难易

[原文]　五十四难曰：脏病难治，腑病易治，何谓也？

然：脏病所以难治者，传其所胜也；腑病易治者，传其子也。与七传、间脏同法也。

[语译]　五十四难问：五脏的病难治，六腑的病易治，这是什么道理呢？

答：五脏病所以难治，是因为传给了它所克之脏；六腑病易治，是因为传给了它所生之脏。这和前难所说七传、间脏以辨别预后良恶是同一个方法。

[按语]　本难在前难的基础上，以五行生克关系进一步说明脏病难治，腑病易治的原因。从脏腑发病浅深轻重而论，五脏属阴、主里，其病较深、重，故较难治；六腑属阳、主表，其病较浅、轻，故较易治。这是从一般而言。临床上脏病不一定都难治，腑病也不一定都易治，所以不能一概而论。

第五十五难　论积与聚的症状和鉴别

[原文]　五十五难曰：病有积[1]、有聚[2]，何以别之？

然：积者，阴气也；聚者，阳气也。故阴沉而伏，阳浮而动。气之所积名曰积，气之所聚名曰聚。故积者，五脏所生；聚者，六腑所成也。积者，阴气也，其始发有常处，其痛不离其部，上下有所终始，左右有所穷处[3]；聚者，阳气也，其始发无根本，上下无所留止，其痛无常处，谓之聚。故以是别知积聚也。

[注释]

[1] 积：蓄的意思。这里是病名。即气血积蓄，日积月累而成。

[2] 聚：合的意思。这里是病名。即气行阻滞，一时聚合而成。

[3] 穷处：即边缘的意思。

[语译] 五十五难问：疾病有称为积、有称为聚的，怎样进行辨别呢？

答：积，是阴气为病；聚，是阳气为病。因为阴性是主沉而潜伏的，阳性是主浮而游动的。由有形之阴气所积蓄而生的叫做积，由无形之阳气所聚合而成的叫做聚。所以积病是属阴的五脏所生；聚病是属阳的六腑所成。由于积是阴气所积蓄，它开始发生便有固定的处所，它的疼痛也不离开它的一定部位，上下有起止点，左右也有边缘；聚是阳气所聚合，它开始发生便没有一定的形质，或上或下没有一定的停留部位，它的疼痛也没有固定的处所，这就叫做聚。所以根据这些症状而知道是积病还是聚病。

[按语] 一般而言，聚病是由于气机阻滞，一时聚合，时有时无，或聚或散，有移动性。积病是由于气血凝积，有一定的形质和固定的部位。《难经》对于积和聚的鉴别方法，现在临床仍有其指导意义。

第五十六难　论五脏积病

[原文] 五十六难曰：五脏之积，各有名乎？以何月何日得之？

然：肝之积名曰肥气[1]，在左胁下，如覆杯，有头足。久不愈，令人发咳逆，痎疟[2]，连岁不已。以季夏[3]戊己日得之。何以言之？肺病传于肝，肝当传脾，脾季夏适王，王者不受邪，肝复欲还肺，肺不肯受，故留结为积。故知肥气以季夏戊己日得之。

心之积名曰伏梁[4]，起齐上，大如臂，上至心下。久不愈，令人病烦心。以秋庚辛日得之。何以言之？肾病传心，心当传肺，肺以秋适王，王者不受邪，心复欲还肾，肾不肯受，故留结为积。故知伏梁以秋庚辛日得之。

脾之积名曰痞气[5]，在胃脘，覆大如盘。久不愈，令人四肢不收，发黄疸，饮食不为肌肤。以冬壬癸日得之。何以言之？肝病传脾，脾当传肾，肾以冬适王，王者不受邪，脾复欲还肝，肝不肯受，故留结为积。故知痞气以冬壬癸日得之。

肺之积名曰息贲[6]，在右胁下，覆大如杯。久不已，令人洒淅寒热，喘咳，发肺壅[7]。以春甲乙日得之。何以言之？心病传肺，肺当传肝，肝以春适王，王者不受邪，肺复欲还心，心不肯受，故留结为积。故知息贲以春甲乙日得之。

肾之积名曰贲豚[8]，发于少腹，上至心下，若豚状，或上或下无时。久不已，令人喘逆，骨痿少气。以夏丙丁日得之。何以言之？脾病传肾，肾当传心，心以夏适王，王者不受邪，肾复欲还脾，脾不肯受，故留结为积。故知贲豚以夏丙丁日得之。

此五积之要法也。

[注释]

[1] 肥气：五积之一。因其突出在胁下，如肌肉肥盛之状，故以为名。

[2] 瘄（jiē 皆）疟：瘄与"痎"同。瘄疟，是疟疾的统称。

[3] 季夏：指农历六月份。

[4] 伏梁：五积之一。因其大如臂，伏于上腹部，好像屋梁一样，故以为名。

[5] 痞气：五积之一。因其积于胃脘，使中焦痞塞不畅，

故以为名。

[6] 息贲：五积之一。息，喘息。息贲，即呼吸急促的意思，因其积于胁下，肺气不能下降，产生呼吸急促的气喘症状，故以为名。

[7] 肺壅：即肺痈。《难经疏证》云："《甲乙经》、《脉经》作肺痈。壅，古与痈通"。一作肺气壅塞解，可参考。

[8] 贲豚：五积之一。豚，小猪。因其气从少腹上至心下，好像豚在奔突一样，故以为名。

[语译] 五十六难问：五脏的积病，各有它的名称吗？是在哪月哪日得病的呢？

答：肝脏的积病名叫肥气，发生在左侧胁下，像覆着的杯子一样，上下有头和足的明显界限。久延不愈，会使病人发生咳嗽气逆，疟疾，连绵经年不易休止。是在季夏戊己日得病的。为什么这样说呢？因为肺金的病邪会传到肝木，肝木应当传给脾土，脾土在季夏适为当旺的时候，当旺时是不会受邪的，肝邪便复返要还于肺，肺又不肯接受，因此滞留郁结在肝而成为积病。所以知道肥气是在季夏属土的戊己日得病的。

心脏的积病名叫伏梁，起于脐部之上，形状大小像手臂一样，上端达到心部之下。久延不愈，会使病人出现心中烦躁。是在秋天庚辛日得病的。为什么这样说呢？因为肾水的病邪会传到心火，心火应当传给肺金，肺金在秋天适为当旺的时候，当旺时是不会受邪的，心邪便复返要还于肾，肾又不肯接受，因此滞留郁结在心而成为积病。所以知道伏梁是在秋天属金的庚辛日得病的。

脾脏的积病名叫痞气，发生在胃脘部位，形状大小像覆着的盘子一样。久延不愈，会使病人四肢难以屈伸，发生黄疸，饮食物不能消化吸收以营养肌肤。是在冬天壬癸日得病的。为什么这样说呢？因为肝木的病邪会传到脾土，脾土应当传给肾水，肾水在冬天适为当旺的时候，当旺时是不会受邪的，脾邪便复返要还于肝，肝又不肯接受，因此滞留郁结在脾而成为积病。所以知道痞气是在冬天属水的壬癸日得病的。

肺脏的积病名叫息贲，发生在右侧胁下，形状大小像覆着的杯子一样。久延不愈，会使人洒渐怕冷和发热，气喘咳嗽，发生肺痈。是在春天甲乙日得病的。为什么这样说呢？因为心火的病邪会传到肺金，肺金应当传给肝木，肝木在春天适为当旺的时候，当旺时是不会受邪的，肺邪便复返要还于心，心又不肯接受，因此滞留郁结在肺而成为积病。所以知道息贲是在春天属木的甲乙日得病的。

肾脏的积病名叫贲豚，发生于少腹部，上端达到心部之下，好像豚的奔突状态，或上或下没有一定的时间。久延不愈，会使病人气上逆而喘，骨骼痿弱，倦怠无力。是在夏天丙丁日得病的。为什么这样说呢？因为脾土的病邪会传到肾水，肾水应当传给心火，心火在夏天适为当旺的时候，当旺时是不会受邪的，肾邪便复返要还于脾，脾又不肯接受，因此滞留郁结在肾而成为积病。所以知道贲豚是在夏天属火的丙丁日得病的。

以上这些就是诊断五脏积病的主要方法。

[按语] 本难在前难辨别积病的基础上，进一步分别论述了五脏积病的名称、发生部位、形态、继发病症，以及病因病理和发病时日等。

五脏积病的名称，主要是根据它们的形态特征而命名。五脏积病发生的部位是根据五脏分属部位的理论而定，如肝位于左，肺藏于右等，并不是指直接发生在五脏实体的解剖位置上。它的继发病症，也与五脏辨证相关，如肝积的咳逆，是肝气上冲于肺，疟疾为少阳经病，因足厥阴肝与足少阳胆为表里之故；心积的烦心，是心神受扰的表现；脾积的四肢不收、发黄疸、饮食不为肌肤，是脾运不健，湿热内蕴所致；肺积的洒渐寒热、喘咳、发肺痈，是因肺主皮毛、主气、司呼吸等功能失常；肾积的喘逆、骨痿、少气，是由于肾不纳气、骨髓不充而然。在病因病理上，一般说，主要是由于邪气内犯，气血凝滞瘀积所形成。至于发生在何脏，则取决于正邪的双方，即不同邪气，可侵犯不同内脏；当某脏虚弱时，则容易被邪气侵犯而发生积病。

第五十七难 论五泄的名称和症状

[原文] 五十七难曰：泄凡有几？皆有名不？

然：泄凡有五，其名不同。有胃泄，有脾泄，有大肠泄，有小肠泄，有大瘕泄[1]，名曰后重。

胃泄者，饮食不化，色黄。

脾泄者，腹胀满，泄注[2]，食即呕吐逆。

大肠泄者，食已窘迫，大便色白，肠鸣切痛。

小肠泄者，溲而便脓血，少腹痛。

大瘕泄者，里急后重，数至圊而不能便，茎中痛。

此五泄之要法也。

[注释]

[1] 大瘕泄：指痢疾等病。

[2] 泄注：泄泻如水注的意思。

[语译] 五十七难问：泄泻病一般有几种？都有名称吗？

答：泄泻病一般有五种，它的名称各不相同。有胃泄，有脾泄，有大肠泄，有小肠泄，有大瘕泄，又叫做后重。

胃泄的症状，饮食不消化，大便呈黄色。

脾泄的症状，腹部胀满，泄泻时像水注一样，进食后就要呕吐上逆。

大肠泄的症状，进食后就感到腹中急迫，大便呈白色，肠中鸣响又像刀切样疼痛。

小肠泄的症状，便时会排出脓血，少腹部疼痛。

大瘕泄的症状，腹中急迫肛门重坠，频繁上厕所而不能通畅地排便，阴茎中疼痛。

这些就是辨别五泄的主要方法。

第五十八难　论外感病的种类及其脉象

[原文] 五十八难曰：伤寒有几？其脉有变不？

然：伤寒有五，有中风，有伤寒，有湿温，有热病，有温病，其所苦各不同。中风之脉，阳浮而滑，阴濡而弱[1]；湿温之脉，阳濡①而弱，阴小而急[2]；伤寒之脉，阴阳俱盛而紧涩[3]；热病之脉，阴阳俱浮，浮之而滑，沉之散涩[4]；温病之脉，行在诸经，不知何经之动也，各随其经所在而取之。

伤寒有汗出而愈，下之而死者；有汗出而死，下之而愈者，何也？

然：阳虚阴盛，汗出而愈，下之即死[5]；阳盛阴虚，汗出而死，下之而愈[6]。

寒热之病，候之如何也？

然：皮寒热者，皮不可近席，毛发焦，鼻槁，不得汗；肌寒热者，肌②痛，唇舌槁，无汗；骨寒热者，病无所安，汗注不休，齿本槁痛。

[校勘]

① 濡：原作"浮"，据《难经集注》改。

② 肌：原作"皮肤"，据《灵枢》寒热病篇改。

[注释]

[1] 中风之脉，阳浮而滑，阴濡而弱：阳，指寸部。阴，指尺部。下文同。风邪在表，故寸脉浮滑。风为阳邪，汗出营虚，故尺脉濡弱。

[2] 湿温之脉，阳濡而弱，阴小而急：湿为阴邪，阻滞阳气，故寸脉濡弱。湿热内蕴，邪势方盛，故尺脉小急。

[3] 伤寒之脉，阴阳俱盛而紧涩：盛，有力的意思。寒邪客于太阳，搏于肌肤，表实无汗，故寸脉尺脉俱紧而有力；气血运行不畅，故涩。

[4] 热病之脉，阴阳俱浮，浮之而滑，沉之散涩：热为阳邪，阳盛故寸脉尺脉俱浮。由于阳盛于外，故浮取脉滑；阴伤于内，故沉取散涩。

[5] 阳虚阴盛，汗出而愈，下之即死：阴盛，指寒邪在表。寒伤阳，故阳虚。表实证宜汗忌下，故汗出而愈，下之即死。

[6] 阳盛阴虚，汗出而死，下之而愈：阳盛，指热结在里。热伤阴，故阴虚。里实证宜下忌汗，故汗出而死，下之而愈。

[语译] 五十八难问：伤寒病有几种？它们的脉象各有不同的变态吗？

答：伤寒病有五种，有中风，有伤寒，有湿温，有热病，有温病，它们所表现的症状各不相同。中风的脉象，寸部浮而滑，尺部濡而弱；湿温的脉象，寸部濡而弱，尺部小而急；伤寒的脉象，尺部寸部都有力而紧涩；热病的脉象，尺部寸部都浮，浮取兼见滑象，沉取表现散涩；温病的脉象，可以移动表现在任何一经，不知道究竟会出现于何经的脉象有变动，应该根据其病在何经，就在该经所属部位按取脉象。

问：治疗伤寒病有用发汗法使汗出而疾病痊愈，如用泻下法却会造成死亡的；也有用发汗法使汗出而造成死亡，如用泻下法却可使疾病痊愈的，这是什么道理呢？

答：阳虚阴盛的，用发汗法使汗出可以治愈，如用泻下法会造成死亡；阳盛阴虚的，用发汗法使汗出会造成死亡，如用泻下法就可以治愈。

问：恶寒发热的病证，诊察到的症状有哪些呢？

答：病在皮毛的寒热病，皮肤灼热不能贴近席面，毫毛头发憔悴，鼻中干燥，无汗；病在肌肉的寒热病，肌肉疼痛，口干舌燥，无汗；病在骨的寒热病，全身都感到痛苦不安，汗出如水注一样没有停止，牙根干枯疼痛。

[按语] 本难首先论述了外感病的种类，所称伤寒有五的"伤寒"，是泛指外感疾病，和《素问》热论中所说："今夫热病者，皆伤寒之类也"之意相同。接着论述了中风等五种疾病的脉象表现，这是就一般情况而言，不能固定看待，因为在不同的患者，或在疾病不同的阶段中，都可能出现不同的脉象。所论温病的诊脉方法，其实也可运用于其他疾病。

其次，提出了伤寒治法中汗、下两法的宜忌问题。这就是表实证宜用汗法以发其汗，使邪从汗解；如果误用下法，则可导致里虚邪陷，造成不良后果。反之，里实证宜用下法以泻热结，使邪从便泄；如果误用汗法，则可导致阴液耗竭，也会造成不良后果。

关于皮、肌、骨三种寒热病，主要说明其病位有浅深、病情有轻重的不同。肺主皮毛，开窍于鼻，故皮寒热病有"皮不可近席，毛发焦，鼻槁"等症状，这是病之最轻浅者；脾主肌肉，开窍于口，故肌寒热病有"肌痛，唇舌槁"等症状，这较皮寒热深重一层；肾主骨，主液，齿为骨之余，故骨寒热病有"汗注不休，齿本槁痛"等症状，这是三者之中最深重者。有些注家认为这些属于内伤杂病，《难经本义》说："因以类附之"。在此用以分析外感病的不同发展阶段，也是有其一定意义的。

第五十九难　论狂病与癫病的鉴别

[原文] 五十九难曰：狂癫之病，何以别之？

然：狂疾之始发，少卧而不饥，自高贤也，自辨[1]智也，自贵倨①[2]也，妄笑，好歌乐，妄行不休是也。癫疾始发，意不乐，僵仆直视^②。其脉三部阴阳俱盛^[3]是也。

[校勘]

① 贵倨：原作"倨贵"，据明本《难经》改。

② 僵仆直视：明本《难经》作"直视僵仆"。

[注释]

[1] 辨：与"辩"字通，能言善辩的意思。

[2] 倨（jù 句）：傲慢的意思。

[3] 其脉三部阴阳俱盛：三部，指寸、关、尺三部。阴，指尺部。阳，指寸部。俱盛，都搏动有力。即左右寸、关，尺中的寸部或尺部都搏动有力。概括了癫和狂两病的脉象，即癫病属阴，两尺俱盛；狂病属阳，两寸俱盛。也就是第二十难所说："重阳者狂，重阴者癫"的意思。

[语译]　五十九难问：狂和癫这两种疾病，怎样鉴别呢？

答：狂病开始发作时，很少睡眠而且不知道饥饿，自以为高尚而贤能，自以为善辩而聪明，自以为尊贵而傲慢，傻笑，喜欢歌唱和玩乐，到处乱跑而不休止。癫病开始发生时，精神不愉快，突然跌倒，不能活动，两目直视。患者脉象左右三部中的尺部或寸部都搏动有力，就是癫或狂的表现。

[按语]　狂与癫主要是由情志所伤，导致精神障碍为主要表现的一种疾病。但临床表现不同。本难根据症状脉象，提出了鉴别诊断的方法。狂属于阳，以"动"为特点，有的"狂言骂詈，不避亲疏"，《素问》阳明脉解篇说，"病甚则弃衣而走，登高而歌，或至不食数日，逾垣上屋，所上之处，皆非其素所能也"。癫属于阴，与狂证相对而言，以"静"为特点，除精神抑郁，情志不畅外，不少患者有语无伦次，哭笑无常，厌人恶声等症。文中所述癫疾，从"僵仆直视"之症来看，颇似癔病性昏厥，癫痫（羊痫风）之类。

第六十难　论厥痛与真痛

［原文］　六十难曰：头心之病，有厥痛，有真痛，何谓也？

然：手三阳之脉，受风寒，伏留而不去者，则名厥头痛；入连在脑者，名真头痛。其五脏气相干，名厥心痛；其痛甚，但在心，手足青[1]者，即名真心痛。其真头①心痛者，旦发夕死，夕发旦死。

［校勘］

① 头：原无。《难经本义》认为："真字下当欠一头字，盖阙文也。"据补。

［注释］

[1] 青：《灵枢》厥病篇说："真心痛，手足清至节，心痛甚。"《难经本义》说："清，冷也"。

［语译］　六十难问：头部和心脏的疼痛疾病，有的叫厥痛，有的叫真痛，怎样加以区别呢？

答：手少阳、阳明、太阳的经脉，感受了风寒，邪气潜伏滞留在经脉而没有除去以致头痛的，就叫做厥头痛；如属邪气深入留连在脑中以致头痛的，叫做真头痛。那种由于五脏之气逆乱而互相侵犯以致心痛的，叫做厥心痛；那种疼痛很厉害，但局限在心脏部位，手足发冷的，就叫做真心痛。这种真头痛和真心痛的疾病，是非常危险的，往往是早晨发病到晚上就死亡了，晚上发病到次晨就死亡了。

［按语］　本难论述了头痛与心痛病都有厥痛和真痛两种类型。它们的主要病理是：由他处疾患影响头、心的，其痛较缓，其病亦较轻。如厥头痛，是因手三阳经脉感受风寒之邪，经气逆乱影响及头部所致；厥心痛，是因五脏之气逆乱影响及心所致。假如邪气直接侵犯于头、心的，其痛剧烈，其病亦严

重。如真头痛，是因病邪深入于脑而发；真心痛，是因病邪径入于心而发。由于脑为髓海，是元神之府；心主血脉，又主神明。脑和心是人体两个重要器官，所以直接发生于头、心的疼痛，病情严重，而有"旦发夕死，夕发旦死"的危险。

第六十一难 论望、闻、问、切

[原文] 六十一难曰：经言望而知之谓之神[1]，闻而知之谓之圣[2]，问而知之谓之工[3]，切脉而知之谓之巧[4]。何谓也？

然：望而知之者，望见其五色，以知其病。闻而知之者，闻其五音，以别其病。问而知之者，问其所欲五味，以知其病所起所在也。切脉而知之者，诊其寸口，视其虚实，以知其病，病在何脏腑也。经言以外知之曰圣，以内知之曰神。此之谓也。

[注释]

[1] 神：超乎寻常，技术特别高超的意思。

[2] 圣：事理通达，技术很高明的意思。

[3] 工：功夫、技巧，技术熟练的意思。

[4] 巧：技术、灵巧，技术精巧的意思。

[语译] 六十一难问：医经上说，通过望诊而知道病情的称为神，通过闻诊而知道病情的称为圣，通过问诊而知道病情的称为工，通过切脉而知道病情的称为巧。这是什么意思呢？

答：所说望而知之的，就是观察病人所表现的青、赤、黄、白、黑五种颜色变化，从而了解疾病的情况。所说闻而知之的，就是听病人所发出的呼、言、歌、哭、呻五种声音变化，从而辨别疾病的性质。所说问而知之的，就是询问病人对酸、苦、甘、辛、咸五种滋味的不同嗜好，从而了解病人的发病原因和病变所在部位。所说切脉而知之的，就是切按病人寸、关、尺三部的脉象，审察它的虚实，从而了解疾病的邪正盛衰状况和病变究竟在哪脏哪腑。医经上说，能根据外部症状从而了解病情的叫做圣，在外部症状尚未明显时就能根据细微变化从而了解内部已有病变的叫做神。就是这个意思。

[按语] 望、闻、问、切合称为四诊，是古代医学家在实践中总结出诊察疾病的主要方法。从现存的文献来看，明确地把望、闻、问、切四诊并提的，始于《难经》。本难所述，只是略举其例，并未详细论述具体内容。如望诊有望五色、神气、形态、舌苔等方面，这里仅提及"望见其五色"。可以参阅其他有关诊断著作。

本难把医生掌握四诊技术的高低，分作神、圣、工、巧四等，归纳起来也可分作神、圣两等，无非是要求医生的技术应该精益求精，熟练掌握各种诊断方法，才能正确地辨证施治。

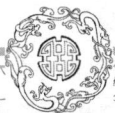

第五篇　腧穴

　　腧穴分布在经络的体表循行路线上，它是脏腑经络气血运行的聚集、转输、出入之所，也是针灸疗法的施治部位。但腧穴有广义和狭义的区别，广义的腧穴是十四经经穴、经外奇穴、阿是穴等的总称，狭义的腧穴是指背部的五脏六腑腧，和四肢部的五脏五腧，六腑六腧。

　　本篇包括第六十二难至六十八难。主要论述狭义的腧穴以及与之有关的一些特定穴。这些腧穴是前人在针灸治疗实践中，总结出的一些具有特殊作用的腧穴。主要有五腧穴与腧、募穴等。本篇除了讨论五脏的募穴和腧穴的治疗作用以及五腧穴的主治病症外，主要是对井、荥、俞、经、合五腧穴以及原穴，作了重点的论述，尤其在原穴方面阐发较多。包括对这些特定穴命名的意义、与经气运行出入的关系、所属脏腑的区别及其阴阳五行的属性等，都作了较具体的介绍。

第六十二难　论脏腑井、荥穴数目的不同

　　[原文]　六十二难曰，脏井荥①[1]有五，腑独有六者，何谓也？

　　然：腑者，阳也。三焦行于诸阳，故置一俞[2]，名曰原[3]。腑有六者，亦与三焦共一气也。

　　[校勘]

　　① 荥：原作"荣"，据《难经句解》改。下同。

　　[注释]

　　[1] 井荥（yíng 营）：这里是井、荥、俞、经、合五穴的总称。

　　[2] 俞（shù 树）：俞穴，即穴位。俞与"腧"、"输"音义同，在此通用。

　　[3] 原：本原的意思。这里指原穴。

　　[语译] 六十二难问：五脏经脉各有井、荥、俞、经、合五穴，唯独六腑经脉各有六穴，这是什么道理呢？

　　答：六腑的经脉，是属阳的。三焦之气运行在各阳经之间，因此添置了一个穴位，名叫原穴。六腑的阳经各有六穴，也就和三焦贯通共成一气了。

　　[按语] 十二经脉在四肢肘、膝关节以下，各有五个重要穴位，名为井、荥、俞、经、合，简称五输穴。其中六腑的经脉，还多一个穴位，叫做原穴。为什么六腑多一个原穴呢？《难经》认为：三焦虽然只是六腑之一，但三焦之气则行于诸阳经之间，与诸阳经贯通共成一气。因此把各阳经中三焦之气所过之处，添置一个穴位，称做原穴，这就是所谓"所过为原"。根据在第六十六难的论述，不仅各阳经中有一个原穴，而且各阴经中也有原穴。不过各阴经是"以腧为原"，也就是阴经的五输穴之一"腧穴"，同时也是它的"原穴"。可与第六十六难互相参阅。

第六十三难　论井穴为始的道理

　　[原文] 六十三难曰：《十变》言，五脏六腑荥合，皆以井为始者，何也？

　　然：井者，东方春也，万物之始生。诸蚑行喘息，蜎飞蠕动[1]，当生之物，莫不以春生。故岁数始于春，日数始于甲，故以井为始也。

　　[注释]

　　[1] 诸蚑行喘息，蜎飞蠕动，蚑（qí 歧），虫类缓慢行动状

态。喘息,《难经经释》:"言有气以息",即呼吸的意思。蜎(xuān 喧),虫类飞翔状态。蠕,虫类爬行状态。诸蚑行喘息,蜎飞蠕动,是说冬天蛰伏的各种虫类,到了春天都开始活动了。

[语译] 六十三难问:《十变》说,五脏六腑各经脉的荥、合等穴,都以井穴作为起始的穴位,这是什么道理呢?

答:井穴,好像日出的东方和欣欣向荣的春天一样,是万物开始萌芽生长的象征。各种虫类开始呼吸行动,爬行飞翔,一切应当在春天恢复生机的生物,没有哪一种不是到春天重新恢复生机的。所以一年的时序开始于春季,计日的次序开始于甲干,因此也以井穴作为起始的穴位。

第六十四难 论井、荥、俞、经、合穴的阴阳五行属性

[原文] 六十四难曰:《十变》又言,阴井木,阳井金;阴荥火,阳荥水;阴俞土,阳俞木;阴经金,阳经火;阴合水,阳合土。阴阳皆不同,其意何也?

然:是刚柔之事也。阴井乙木,阳井庚金。阳井庚,庚者,乙之刚也;阴井乙,乙者,庚之柔也。乙为木,故言阴井木也;庚为金,故言阳井金也。余皆仿此。

[语译] 六十四难问:《十变》又说,阴经的井穴属木,阳经的井穴属金;阴经的荥穴属火,阳经的荥穴属水;阴经的俞穴属土,阳经的俞穴属木;阴经的经穴属金,阳经的经穴属火,阴经的合穴属水,阳经的合穴属土。阴经阳经五俞穴所属的五行都不相同,它的意思是什么呢?

答:这是有关阳刚阴柔相互配合的事理。例如阴经的井穴配合属于阴的乙木,阳经的井穴配合属于阳的庚金。阳经井穴配庚金,因为庚金属阳,是属阴乙木的刚;阴经井穴配乙木,因为乙木属阴,是属阳庚金的柔。乙为阴木,所以说阴经的井

穴属木；庚为阳金，所以说阳经的井穴属金。其余各穴的阴阳刚柔配合，都可仿照这样的方法类推。

[按语]　本难是把井、荥、俞、经、合五腧穴，各配合阴阳五行，结合十天干来区别其属性，以说明其相互关系。其配合方法如下表：

十天干　五行　阴阳	木	火	土	金	水
阳	甲	丙	戊	庚	壬
阴	乙	丁	己	辛	癸

其中属阳者为刚，属阴者为柔。阳经配以阳干，阴经配以阴干。根据五行相生的关系，把阴经井穴配以乙木，依次相生，故荥穴配以丁火，俞穴配以己土，经穴配以辛金，合穴配以癸水。为了阴阳相配，再结合五行相克的关系，又把阳经的井穴配以庚金，依次相克，成为荥穴配壬水，俞穴配甲木，经穴配丙火，合穴配戊土。为了便于阅读，表示如下：

五行，十天干　五腧　阴阳经	井	荥	俞	经	合
阳经	庚金	壬水	甲木	丙火	戊土
阴经	乙木	丁火	己土	辛金	癸水

据上表可以看出：阳经和阴经之间，从天干阴阳相配而论，以阳干配阴干；从五行相克来说，以阳经之行克阴经之行。它的意义，主要为了说明经脉和腧穴的正常关系，应该阴阳相合，刚柔相济。所以下文又举阴井乙木，阳井庚金为例来说明。因为阴

经井穴属于阴干乙木，阳经井穴属于阳干庚金，以阳合阴，以刚济柔。所以说"庚者乙之刚""乙者庚之柔"。其余可以类推。

这种理论推广应用于临床，可以针刺五腧穴治疗五脏疾病。如井穴属木，凡与肝有关的疾病，可取用井穴；荥穴属火，凡与心有关的疾病，可取用荥穴等。再根据五行子母相生的关系，作为取穴的方法之一。如肝经属木，肝经的荥穴"行间"属火，火为木所生，"行间"就是肝经的子穴；合穴"曲泉"属水，木为水所生，"曲泉"就是肝经的母穴。临床上就按照"虚则补其母，实则泻其子"的治则，分别取用子母穴以治疗肝病的实证或虚证。其余亦可依此类推。现将阴阳各经五腧穴与五行的配合列表于下，以供参考。

十二经五腧穴配合五行表

阴经					阳经					
经名＼穴名	井（木）	荥（火）	俞（土）	经（金）	合（水）	经名＼穴名	井（金）	荥（水）	俞（木）	原	经（火）	合（土）
肺（金）	少商	鱼际	太渊	经渠	尺泽	大肠（金）	商阳	二间	三间	合谷	阳溪	曲池
脾（土）	隐白	大都	太白	商丘	阴陵泉	胃（土）	厉兑	内庭	陷谷	冲阳	解溪	三里
心（火）	少冲	少府	神门	灵道	少海	小肠（火）	少泽	前谷	后溪	腕骨	阳谷	小海
肾（水）	涌泉	然谷	太溪	复溜	阴谷	膀胱（水）	至阴	通谷	束骨	京骨	昆仑	委中
心包（相火）	中冲	劳宫	大陵	间使	曲泽	三焦（相火）	关冲	液门	中渚	阳池	支沟	天井
肝（木）	大敦	行间	太冲	中封	曲泉	胆（木）	窍阴	侠溪	临泣	丘墟	阳辅	阳陵泉

第六十五难　论井穴、合穴出入的意义

[原文]　六十五难曰：经言所出[1]为井，所入[2]为合。其法奈何？

然：所出为井，井者，东方春也，万物之始生，故言所出为井也。所入为合，合者，北方冬也，阳气入藏，故言所入为合也。

[注释]

[1] 出：指经气从指、趾端开始发出。

[2] 入：指经气在近肘、膝关节处向深部进入。

[语译]　六十五难问：医经上说，经气所发出的地方称为井穴，经气所深入的地方称为合穴。它是取法于什么来说的？

答：把经气所发出的地方称为井穴，因为井穴，好像东方和春天一样，万物开始发生，所以说所出为井。把经气所深入的地方称为合穴，因为合穴，好像北方和冬天一样，阳气收敛内藏，所以说所入为合。

第六十六难　论十二经原穴与三焦的关系

[原文]　六十六难曰：经言肺之原，出于太渊；心之原，出于大①陵；肝之原，出于太冲；脾之原，出于太白；肾之原，出于太溪；少阴之原，出于兑骨[1]；胆之原，出于丘墟；胃之原，出于冲阳；三焦之原，出于阳池；膀胱之原，出于京骨；大肠之原，出于合谷；小肠之原，出于腕骨。十二经皆以俞为原者，何也？

然：五脏俞者，三焦之所行，气之所留止也。

三焦所行之俞为原者，何也？

然：齐下肾间动气者，人之生命也，十二经之根本也，故

名曰原。三焦者，原气之别使也，主通行三气[2]，经历于五脏六腑。原者，三焦之尊号也，故所止辄为原。五脏六腑之有病者，皆取其原也。

[校勘]

① 大：原作"太"。据《灵枢》九针十二原篇改。

[注释]

[1] 兑骨：掌后锐骨，即尺骨小头。这里指神门穴。

[2] 三气：指上、中、下三焦之气。

[语译]　六十六难问：医经上说，手太阴肺经的原穴，在太渊；心（系手厥阴心包络经）的原穴，在大陵；足厥阴肝经的原穴，在太冲；足太阴脾经的原穴，在太白；足少阴肾经的原穴，在太溪；手少阴心经的原穴，在掌后锐骨端的神门；足少阳胆经的原穴，在丘墟；足阳明胃经的原穴，在冲阳；手少阳三焦经的原穴，在阳池；足太阳膀胱经的原穴，在京骨；手阳明大肠经的原穴，在合谷；手太阳小肠经的原穴，在腕骨。手足阴阳十二经都把俞穴作为原穴，是什么道理呢？

答：因为五脏各经脉的原穴，是三焦之气所运行和停留的地方。

问：三焦之气所运行和停留的地方称为原穴，是什么道理呢？

答：因为脐下的肾间动气，是人体维持生命的动力，也是十二经的根本，所以把它称为原气。三焦，是将原气运送于人体全身的使者，能贯通运行上、中、下三焦之气，输布到五脏六腑。原，是三焦的尊号；所以把三焦之气运行停留的穴位称为原穴。当五脏六腑有病的时候，都可取用各经的原穴进行治疗。

[按语]　一、本难列举十二经原穴名称，并说："十二经皆以俞为原"。但实际上十二经之中，只有五脏阴经以俞为原，而六腑阳经则俞和原分别为两穴。故"十二经皆以俞为原"之

说欠妥。又"五脏俞者，三焦之所行，气之所留止也"。根据下文"三焦者，原气之别使也，主通行三气，经历于五脏六腑。原者，三焦之尊号也，故所止辄为原"，是"三焦之所行"，不仅为五脏俞，而且也包括六腑阳经之穴在内。故此说亦欠妥。

二、本难所列十二经原穴名称，与《灵枢》九针十二原篇有所不同。《灵枢》九针十二原篇是将五脏经脉的左右两侧作为两个穴位计算，得十穴，加"膏之原出于鸠尾"，"肓之原出于脖胦"，共十二穴。本难即是五脏六腑经脉，各以一穴计算，共为十一穴。

晋代皇甫谧著《甲乙经》中，明确列出了手少阴心经的五俞穴，这样，十二经的井、荥、俞、原、经、合穴才完备（见第六十四难"十二经五俞穴配合五行表"）。目前临床应用，即本于《甲乙经》。

至于五脏六腑有病，为什么都可以取用十二经原穴治疗？其道理是：所有原穴都为三焦之气运行和留止的所在。三焦是原气的别使，原气即脐下肾间动气，它是人体维持生命的动力，也是十二经的根本。三焦通行原气以达周身，能促进脏腑的功能；针刺原穴，可调整脏腑的活动，以达到治疗疾病的目的。《灵枢》九针十二原篇说："五脏有疾，当取之十二原。十二原者，五脏之所以禀三百六十五节气味也"。《难经》提出了三焦是"原气之别使"的新论点，强调了三焦之气与原穴的关系，这对后世针灸治疗的发展，有一定的影响。目前一般都把原穴作为特定穴的一部分，在治疗内脏疾病方面，确具有一定的作用。

第六十七难　论五脏募穴和俞穴的意义及其治疗作用

[原文]　六十七难曰：五脏募[1]皆在阴，而俞[1]皆①在阳者，何谓也？

然：阴病行阳，阳病行阴。故令募在阴，俞在阳。

[校勘]

① 皆：原无，据《难经句解》补。

[注释]

[1] 五脏募、俞：募与"膜"通。五脏募是指位于胸腹部的五脏募穴，它们是经气聚集的地方。俞，有转输的意思。五脏俞，是指位于腰背部的五脏俞穴，它们是经气由此转输于彼的地方（具体募穴、俞穴名称见后附表）。

[语译]　六十七难问：五脏募穴都在属阴的胸腹部，而五脏俞穴都在属阳的腰背部，这是什么道理呢？

答：内脏或阴经的病气常出行于阳分的俞穴，体表或阳经的病气常入行于阴分的募穴。所以募穴都在属阴的胸腹部，俞穴都在属阳的腰背部。

[按语]　一、本难主要论述俞穴和募穴的阴阳属性，及其在治疗上的作用。脏腑俞穴均在腰背部，背为阳，所以说"俞皆在阳"。脏腑募穴均在胸腹部，腹为阴，所以说"募皆在阴"。俞穴、募穴的位置，不在其本经循行线上，而集中在背腹部，这主要是由于背腹接近于内脏，它们和内脏有较为直接的联系。所以这些俞穴、募穴，是脏腑经脉之气聚结与转输的枢纽，也是内脏与体表病邪出入的孔道。在生理上，经气可以由阴行阳，也可以由阳行阴。阴阳互通，维持相对平衡。在病理上，内脏或阴经的疾病，其邪常可由阴而出于阳分的俞穴；体表或阳经的疾病，其邪亦可由阳而入于阴分的募穴。所以说，"阴病行阳，阳病行阴"。因此，

在治疗上，内脏或阴经的疾病，也就可以针刺腰背部的俞穴；体表或阳经的疾病，也就可以针刺胸腹部的募穴，以调整和发挥经气的作用，达到治疗疾病的目的。这种方法，属于"从阴引阳，从阳引阴"的治疗方法。例如肺经属于五脏阴经，当有病变时，可以针刺背部肺经俞穴的肺俞穴；胃经属于六腑阳经，当有病变时，可以针刺腹部胃经募穴的中脘穴。不仅如此，这种取穴方法还可用于治疗与脏腑相关的组织器官疾患。如肝开窍于目，针刺肝俞可治目疾；肾开窍于耳，针刺肾俞可治耳聋、耳鸣，心开窍于舌，针刺心俞可治口舌糜烂等。目前临床上，根据俞、募穴这一特点，运用于诊断方面，也有一定帮助。如胃的募穴中脘有压痛时。诊其胃俞时，一般也有压痛。又根据它们与经络的关系，在中脘有压痛时，诊查胃经的足三里和上巨虚也会有反应。

　　二、本难虽仅提出五脏的募俞，而未谈及六腑的募俞，但六腑的募俞也同样如此。《难经经释》说："六腑募亦在阴，俞亦在阳，不特五脏为然。又下节阴阳并举为言，疑五脏下当有六腑二字"。所以六腑募俞的意义和作用，可据五脏募俞以类推理解。

附：募穴俞穴名称表

脏腑	肝	心	脾	肺	肾	大肠	小肠	三焦	胆	胃	膀胱
俞穴	肝俞	心俞	脾俞	肺俞	肾俞	大肠俞	小肠俞	三焦俞	胆俞	胃俞	膀胱俞
募穴	期门	巨阙	章门	中府	京门	天枢	关元	石门	日月	中脘	中极

第六十八难　论井、荥、俞、经、合五穴的意义和主治的病症

　　[原文]　六十八难曰：五脏六腑，皆有井荥俞经合，皆何

所主？

然：经言所出为井[1]，所流为荥[2]，所注为俞[3]，所行为经[4]，所入为合[5]。井主心下满，荥主身热，俞主体重节痛，经主喘咳寒热，合主逆气而泄。此五脏六腑井荥俞经合所主病也。

[注释]

[1] 所出为井：井为水之源。以此比喻井穴为经气开始发出之处。

[2] 所流为荥：很小的水流叫荥。以此比喻流过荥穴的经气较微弱。

[3] 所注为俞：注，灌入。俞，转输。以此比喻俞穴的经气渐盛，像水灌入转输到他处。

[4] 所行为经：经，"径"的意思。以此比喻经穴的经气更盛，好像水波一样向前流动。

[5] 所入为合：合，会合。以此比喻经气从合穴深入，好像百川会合流于大海。

[语译]　六十八难问：五脏六腑的经脉都有井、荥、俞、经、合穴，这些穴位是主治什么病症的呢？

答：医经上说，经气发出的地方，称为井穴；经气小流的地方，称为荥穴；经气灌注的地方，称为俞穴；经气畅流的地方，称为经穴；经气深入的地方，称为合穴。井穴主治心下胀满，荥穴主治身体发热，俞穴主治身体困重、关节疼痛，经穴主治气喘、咳嗽、怕冷、发热，合穴主治气逆和下泄。这就是五脏六腑十二经脉的井、荥、俞、经、合穴所主治的病症。

[按语]　一、本难所述内容，源于《灵枢》九针十二原篇。五脏六腑十二经脉，每一经都有井、荥、俞、经、合穴（六腑阳经各多一原穴），这是古人以水的流行作比喻，形容人身营卫气血在经脉中的运行概况，与六十三难、六十五难以春、冬比喻井穴、合穴，说法虽不同，但比类取象的用意则相

似，可以互参。

二、本难所述五腧穴的主治病症，是结合五行学说来推论的。因为井穴属木，与肝相关。肝的经脉，自足上行，贯穿膈膜，散布胸胁。所以"心下满"取井穴治疗。荥穴属火，与心相关。火为热病，所以"身热"可取荥穴治疗。俞穴属土，与脾相关。脾主肌肉、四肢，所以"体重节痛"可取俞穴治疗。经穴属金，与肺相关。肺主皮毛、司呼吸，邪犯皮毛，开合失常，则恶寒发热；肺失宣降则喘咳，所以"喘咳寒热"可取经穴治疗。合穴属水，与肾相关。肾主水，水积于下则气上逆；水流于肠，则便泄，所以"逆气而泄"可取合穴治疗。在临床上，当辨清病证，根据脏腑经脉关系灵活运用。《难经经释》说："此亦论其一端耳……不可执一而不知变通也"。

五腧穴与以上各难所论的"原穴"、"募穴"、"俞穴"一样，都是前人在长期医疗实践中总结出来的具有特殊作用的一些腧穴，治疗上各有特点。对于各脏腑经络疾患，根据情况选取这些穴位进行针刺，确有一定疗效，是值得重视的。

第六篇　针法

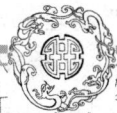

　　本篇包括第六十九难至八十一难。主要论述了针刺补泻法的运用，其中有迎随补泻法、刺井泻荥法、补母泻子法、泻火补水法和迎随与母子补泻法相结合，以及补泻的手法与步骤、误用补泻的不良后果等。这些都是针刺补泻中常用的一些方法和必须注意的事项。补泻法运用得适当与否，是能不能促进人体正气旺盛，邪气衰退的关键所在。本篇对此论述得较为详细。

　　其次介绍了针刺如何掌握深浅度，以及进针、出针、留针待气等多种手法；又指出针刺和时令季节的关系，在治疗中必须掌握因时制宜的重要性；还强调了临证时必须掌握治未病的治则。

第六十九难　论补母泻子的治疗方法

　　[原文]　六十九难曰：经言虚者补之，实者泻之，不实不虚，以经取之。何谓也？

　　然：虚者补其母[1]，实者泻其子[2]，当先补之，然后泻之。不实不虚，以经取之者，是正经自生病[3]，不中他邪也，当自取其经，故言以经取之。

　　[注释]

　　[1]虚者补其母：生我者为母。根据五行学说"母能令子虚"的理论，对某一脏（经）的虚证，可以采用补其母脏（经）或母穴的方法治疗。

[2] 实者泻其子：我生者为子。根据五行学说"子能令母实"的理论，对某一脏（经）的实证，可以采用泻其子脏（经）或子穴的方法治疗。

[3] 正经自生病：指本经的原发病，并非由于受他经虚实影响而致的疾病。

[语译]　六十九难问：医经上说，虚证用补法治疗，实证用泻法治疗，不实不虚的病证，就在本经取穴治疗。这是什么道理呢？

答：虚证可补它的母脏（经）或母穴，实证可泻它的子脏（经）或子穴，在治疗步骤上应当先用补法，然后用泻法。不实不虚的病证，就取本经俞穴治疗，因为这是本经自生的病，没有受到他经之邪的影响，故只需取其本经的俞穴，所以说以经取之。

[按语]　一、虚补实泻的治疗原则，见于《灵枢》经脉篇、禁服篇。本难是用五行相生的理论加以解释，即根据脏腑经脉所属五行的母子关系，采用虚则补其母，实则泻其子的治疗方法，以调节其偏盛偏衰，达到扶正祛邪治愈疾病的目的。

子母补泻在针灸治疗的运用上，一般有两种方法：

1. 根据本经井、荥、俞、经、合的五行关系（见第六十四难）进行补泻。例如肺经气虚，取肺经本经的俞穴太渊，因太渊穴属土，土为金之母，这就是虚者补其母。假如肺经气实，取本经的合穴尺泽，因尺泽穴属水，水为金之子，这就是实者泻其子。

2. 根据十二经所属脏腑的五行关系进行补泻。如肺经气虚，按虚者补其母的方法，肺属金，土为金之母，当取足太阴脾经的穴位，或者取脾经的俞穴太白（属土）。若肺经气实，按实者泻其子的方法，肾属水，水为金之子，可取肾经的穴位，或者取肾经的合穴阴谷（属水）。

所谓"不实不虚，以经取之"，是指本经自发的病，不是受他经虚实的影响所致，但其病变本身还是有虚实之分的。因此，治疗时不必在其他经脉上补母或泻子，只要按照本经的虚实情况，取本经的俞穴，使用补泻方法，就可达到治疗的目的。例如有关喉、胸、肺的病证，可以取用手太阴肺经的穴位为主；有关胸、心、神志的病证，可以取用手少阴心经的穴位为主。

补母泻子的治法，也不是绝对的，如《难经经释》说："按《内经》补泻之法，或取本经，或杂取他经，或先泻后补，或先补后泻，或专补不泻，或专泻不补，或取一经，或取三、四经，其说俱在，不可胜举，则补母泻子之法，亦其中之一端，若竟以为补泻之道尽如此，则不然也"。

二、原文中"当先补之，然后泻之"一句，与上下文义不相联属，《难经本义》与《难经汇注笺正》均认为有伪误。

第七十难　论四时的不同刺法

[原文]　七十难曰：春夏刺浅，秋冬刺深者，何谓也？

然：春夏者，阳气在上，人气亦在上，故当浅取之；秋冬者，阳气在下，人气亦在下，故当深取之。

春夏各致一阴，秋冬各致一阳者，何谓也？

然：春夏温，必致一阴者，初下针，沉之至肾肝之部，得气，引持之阴也。秋冬寒，必致一阳者，初内针，浅而浮之至心肺之部，得气，推内之阳也。是谓春夏必致一阴，秋冬必致一阳。

[语译]　七十难问，春夏针刺宜浅，秋冬针刺宜深，这是什么道理呢？

答：春夏两季，自然界的阳气向上，人身的阳气也趋向于肌肤浅层，因此应当采取浅刺的方法；秋冬两季，自然界的阳气向下，人身的阳气也趋向于筋骨深层，因此应当采取深刺的方法。

问：春夏两季各需引导一阴之气，秋冬两季各需引导一阳之气，这是什么道理？

答：春夏气候温暖，必须引导一阴之气，就是在开始下针时，要深刺到肾肝所主的骨筋部分，等到得气后，再将针提举以引肝肾的阴气上达阳分。秋冬气候寒冷，必须引导一阳之气，就是在开始进针时，要浅刺到心肺所主的血脉皮肤部分，等到得气后，再将针推进以送入心肺的阳气深达阴分。这就是所谓春夏必须引导一阴之气，秋冬必须引导一阳之气的针法。

[按语] 本难阐明了人体阳气随着自然界气候不同，而有内外出入的变化。因此在针刺时，也有春夏宜于浅刺，秋冬宜于深刺的区别。并具体说明了"春夏各致一阴，秋冬各致一阳"的针刺手法。这与《素问》四气调神大论"春夏养阳，秋冬养阴"，和《素问》阴阳应象大论"从阴引阳，从阳引阴"的精神是一致的。这种用取阴养阳，取阳养阴的方法，以调和阴阳而适应时令气候变化，有利于对疾病的治疗。

第七十一难 论针刺荣卫的深浅

[原文] 七十一难曰：经言刺荣无[1]伤卫，刺卫无[1]伤荣。何谓也？

然：针阳者，卧针而刺[2]之；刺阴者，先以左手摄按[3]所针荥俞之处，气散乃内针。是谓刺荣无伤卫，刺卫无伤荣也。

[注释]

[1] 无：与"毋"字通，不要、禁止的意思。

[2] 卧针而刺：即横刺。

[3] 摄按：摄，牵曳引持。按，按摩。摄按，是用手往来按摩，使卫气散开的意思。

[语译] 七十一难问：医经上说，刺荣不要伤卫，刺卫不

要伤荣。这是什么意思呢?

答:针属阳的卫分,应该横刺;针属阴的荣分,应该先用左手,引持按摩所要针刺的穴位,使局部的卫气散开然后进针。这就是刺荣不要伤卫,刺卫不要伤荣的针法。

[按语]　本难指出针刺营卫病变的手法,旨在说明进针深浅,必须根据疾病的具体情况而定。卫属阳,部位较浅,营属阴,部位较深。因此,卫病应卧针浅刺,以免损伤营气。营病要先摄按应针的穴位,使卫气散开,然后深刺,以免损伤卫气。此即所谓"刺荣无伤卫,刺卫无伤荣"。这与《素问》刺齐论所说:"刺骨者,无伤筋;刺筋者,无伤肉;刺肉者,无伤脉;刺脉者,无伤皮"的精神是一致的。

第七十二难　论迎随补泻的针刺方法

[原文]　七十二难曰:经言能知迎随[1]之气,可令调之;调气之方,必在阴阳。何谓也?

然:所谓迎随[1]者,知荣卫之流行,经脉之往来也。随其逆顺而取[1]之,故曰迎随。调气之方,必在阴阳者,知其内外表里,随其阴阳而调之,故曰调气之方,必在阴阳。

[注释]

[1] 迎随、逆顺而取:迎着经脉之气运行的方向进行针刺,叫做迎,也就是逆取;随着经脉之气运行的方向进行针刺,叫做随,也就是顺取。

[语译]　七十二难问:医经上说,能够知道针刺手法上的迎随经脉之气,就可以使经脉之气得到调和;调气的方法,必须首先辨别阴阳。这是什么道理呢?

答:所谓迎随,是要知道荣卫之气在经脉中的流通运行,以及各经脉的往来行走方向。随着它行走的方向进行逆取或顺取,所以叫做迎随。调气的方法,必须首先辨别阴阳的虚实情况，知道病变有内外表里，随着它的阴阳偏盛偏衰而进行调治，所以说调气的方法，必须首先辨别阴阳。

[按语] 本难与《灵枢》终始篇"阳受气于四末，阴受气于五脏。故泻者迎之，补者随之。知迎知随，气可令和。和气之方，必通阴阳"之意相近。这是根据十二经脉之气的行走方向，采取随以补虚、迎以泻实的针刺方法。按照《灵枢》逆顺肥瘦篇"手之三阴，从脏（胸）走手；手之三阳，从手走头；足之三阳，从头走足；足之三阴，从足走腹"的经脉走向，凡在针刺时，进行逆取的，就是"迎"，属于泻法；进行顺取的，就是"随"，属于补法。譬如治疗肺经实证，须用迎的方法，以针尖向上臂方向，即迎着肺经所行走的方向刺入。相反，如治疗肺经虚证，用随的方法，以针尖向下臂方向，即随着肺经所行走的方向刺入。使用这种迎随补泻法，还必须首先辨别其阴阳，即明白十二经阴阳、表里关系及掌握病情的内外虚实等情况，才能正确地进行治疗，达到补虚泻实的目的。

第七十三难　论刺井泻荥法的运用

[原文] 七十三难曰：诸井者，肌肉浅薄，气少，不足使也，刺之奈何？

然：诸井者，木也；荥者，火也。火者，木之子，当刺井者，以荥泻之。故经言补者不可以为泻，泻者不可以为补。此之谓也。

[语译] 七十三难问：各个井穴，都在肌肉浅薄的部位，经气较少，不足以使用针刺泻法，如果针刺需要泻时，应该采取什么方法呢？

答：五脏阴经各个井穴，都是属木，各个荥穴，都是属火。火，是木之子，应当针刺泻井穴的，可以改取荥穴施行泻法。所以医经上说，当补的不可以用泻法，当泻的不可以用补法。就是这个意思。

[按语]

一、有关子母补泻之法，或从本经井、荥、俞、经、合的五行关系，或从十二经所属脏腑的五行关系。本难即是专从前者而言的。至于井穴不宜施行泻法之说，后世的实践，已有发展。临床上，对于急性热病，常用刺井出血的方法，以泻邪热，疗效较好。

二、《难经经释》说："故字上，当有阙文，必有论补母之法一段，故以此二句总结之，否则不成文理矣"。供参考。

第七十四难　论四时五脏的针刺方法

[原文]　七十四难曰：经言春刺井，夏刺荥，季夏刺俞，秋刺经，冬刺合者，何谓也？

然：春刺井者，邪在肝；夏刺荥者，邪在心；季夏刺俞者，邪在脾；秋刺经者，邪在肺；冬刺合者，邪在肾。

其肝、心、脾、肺、肾，而系于春、夏、秋、冬者，何也？

然：五脏一病，辄有五也①。假令肝病：色青者肝也，臊臭者肝也，喜酸者肝也，喜呼者肝也，喜泣者肝也。其病众多，不可尽言也。四时有数，而并系于春夏秋冬者也。针之要妙，在于秋毫[1]者也。

[校勘]

① 也：原作"色"。据《难经集注》改。

[注释]

[1] 秋毫：鸟类秋天新生的毫毛浓而尖细，用以比喻针法的要妙是很精微的。

[语译]　七十四难问：医经上说，春天宜刺井穴，夏天宜刺荥穴，季夏宜刺俞穴，秋天宜刺经穴，冬天宜刺合穴，这是

什么道理？

答：春天宜刺井穴，因病邪在肝；夏天宜刺荥穴，因病邪在心；季夏宜刺俞穴，因病邪在脾；秋天宜刺经穴，因病邪在肺；冬天宜刺合穴，因病邪在肾。

问：这样把肝、心、脾、肺、肾五脏联系于春夏秋冬，又是什么道理呢？

答：五脏中有一脏发生病变，往往随其相应季节而有色、臭、味、声、液五方面的表现。假使肝脏发生疾病，如面部色青的就是肝病的症状，有臊臭气的就是肝病的症状，喜食酸味的就是肝病的症状，常发出呼叫声的就是肝病的症状，时时流泪的就是肝病的症状。五脏疾病的症状很多，是不可能一时说完全的。一年四季都有一定的节气，而井、荥、俞、经、合穴都联系于春、夏、秋、冬的气候的。针刺的重要和微妙之处，就在于很好掌握这些微细的变化。

[按语]　本难问答之词，不完全互相对应。《难经本义》说："详此篇文义，似有缺误"。

第七十五难　论肝实肺虚应用泻火补水法的原理

[原文]　七十五难曰：经言东方实，西方虚，泻南方，补北方，何谓也？

然：金木水火土，当更相平[1]。东方木也，西方金也。木欲实，金当平之；火欲实，水当平之；土欲实，木当平之；金欲实，火当平之；水欲实，土当平之。东方肝也，则知肝实；西方肺也，则知肺虚。泻南方火，补北方水。南方火，火者，木之子也；北方水，水者，木之母也。水胜火，子能令母实，母能令子虚，故泻火补水，欲令金①得平木也。经曰：不能治其虚，何问其余。此之谓也。

[校勘]

① 金：此下原有"不"字。《难经本义》说："不字疑衍"。据删。

[注释]

[1] 更相平：更，更递。平，去其有余，亦即制约的意思。更相平，即金木土水火递相制约，以保持相对平衡状态。

[语译] 七十五难问：医经上说，属东方的脏偏盛，属西方的脏偏虚，采用泻属南方的脏，补属北方的脏的治法。这是什么道理？

答：金木水火土五行之间，应当递相制约保持相对平衡。东方属木，西方属金。如果木将要偏盛时，金就制约它；火将要偏盛时，水就制约它；土将要偏盛时，木就制约它；金将要偏盛时，火就制约它；水将要偏盛时，土就制约它。东方属肝，这就知道东方实是说肝脏偏盛；西方属肺，这就知道西方虚是说肺脏偏虚。可以采用泻属南方火的心脏，补属北方水的肾脏的治法。因为南方属火，火是木之子；北方属水，水是木之母。水能胜火，子脏能使母脏之气得到充实，母脏能使子脏之气趋于虚衰，所以泻南方心火和补北方肾水，目的是要使得肺金能够恢复制约肝木的作用。医经上说：不能掌握治疗虚证的法则，怎么能够懂得治疗其他疾病的方法呢。就是这个意思。

[按语] 《素问》六微旨大论说："亢则害，承乃制，"五行之间，既有生，又有克，如发生亢害，即须承制。只有这样，才能保持其相对平衡。人体五脏也是如此，它们既互相依存，又互相制约，从而维持其正常生理活动。本难就是根据五行这一理论，阐述肝实肺虚之证，采用泻心补肾的方法进行治疗。这是因为"子能令母实，母能令子虚，"火是木之子，泻心火之子，以夺肝母之实；金是水之母，补肾水之子，以资肺母之虚。这样虽然没有直接泻肝补肺，但通过其母子之间的相

互关系，以达到平其有余，补其不足，恢复其正常的生理活动。六十九难说："虚者补其母，实者泻其子"。肝实泻心，与"实者泻其子"是一致的；但"虚者补其母"，肺虚即应补脾，而这里却用补肾之法。因为本难所论，是一种心肝之火有余，而肺肾之阴不足的证候，所以一方面泻其心火，而另一方面适于滋肾水之法，不宜益脾土之治。这里只是举例而言，其他诸脏病证的治疗，可以触类旁通。

第七十六难　论补泻的方法和步骤

[原文]　七十六难曰：何谓补泻？当补之时，何所取气？当泻之时，何所置气？

然：当补之时，从卫取气[1]；当泻之时，从荣置气[1]。其阳气不足，阴气有余，当先补其阳，而后泻其阴；阴气不足，阳气有余，当先补其阴，而后泻其阳。荣卫通行，此其要也。

[注释]

[1] 从卫取气，从荣置气：这里的气，泛指经气。卫行脉外较浅，荣行脉中较深，这里的荣卫，主要代表部位的深浅。置，弃置，这里是放散的意思。从卫取气，即针时卧针浅刺，得气（指进针后，病人产生痠、麻、重、胀等感应），然后推向深处，以收敛流散之气，所以称为补法。从荣置气，即针时直针深刺，得气，然后引向浅处，以放散积滞之气，所以称为泻法。

[语译]　七十六难问，什么叫做补泻？当用补法的时候，从什么地方取气？当用泻法的时候，从什么地方散气？

答：当用补法的时候，应从卫分取气；当用泻法的时候，应从荣分散气。如果阳气不足，阴气有余，应当先补它的阳气，然后泻它的阴气。如果阴气不足，阳气有余，应当先补它的阴气，然后泻它的阳气。使得荣卫之气能够正常流通运行，这是针刺补泻方法的重要原则。

[按语]　本难论述了荣卫补泻的针刺方法和阴阳补泻的先后步骤。卫行脉外较浅，荣行脉中较深。从卫分引气深入以纳之是补法，从荣分引气浅出以散之是泻法。至于所称阳气、阴气的不足和有余，当系指阳经、阴经之气而言。阳经之气不足，阴经之气有余，则先补其阳，后泻其阴；阴经之气不足，阳经之气有余，则先补其阴，后泻其阳。

人体的阴阳，有着不断地消长斗争过程。但如果阴阳消长超越了一定的限度，打破了阴阳的动态平衡，就会造成阴阳的偏盛偏衰。治疗时即应补其不足，泻其有余，调节阴阳的偏盛偏衰，恢复其相对平衡协调的正常状态。至于补泻的先后，则可根据具体情况，分别标本主次，或先补后泻，或先泻后补，不能执一而论，应当灵活地掌握运用。

第七十七难　论上工与中工治病技术的差别

[原文]　七十七难曰：经言上工治未病，中工治已病者，何谓也？

然：所谓治未病者，见肝之病，则知肝当传之与脾，故先实其脾气，无令得受肝之邪，故曰治未病焉。中工者，见肝之病，不晓相传，但一心治肝，故曰治已病也。

[语译]　七十七难问：医经上说，技术上等的医生能够预防尚未发生的疾病，技术中等的医生只能治疗已经发生的疾病，这是什么意思呢？

答：所谓治未病，例如看到肝脏有病，就知道肝病往往会传给脾脏，因此预先充实脾气，不让它受到肝脏病邪的侵犯，这就叫做治未病。技术中等的医生，见到肝脏有病，不懂得它会传给脾脏的道理，只是一味的专治肝病，所以说只能治疗已经发生的疾病。

[按语] 祖国医学中的预防思想，主要体现在两个方面。《素问》四气调神大论说："不治已病，治未病"，是要人们适应自然气候，加强体格锻炼，以增强抗病能力，预防疾病发生。《灵枢》逆顺篇说"上工刺其未生者也"，是指当发生疾病以后，要掌握疾病的传变规律，防止疾病发展。本难所论，"肝当传之与脾"，是根据五行相乘的理论，以预测疾病的传变。因为肝属木，脾属土，木能乘土，故肝病会传之于脾。所以在治疗肝病时，就应考虑"先实其脾气"，以免肝邪犯脾，致使疾病发展。《难经》这一论述，在治疗学上是有积极意义的。当然，不一定限于五行乘侮之说，主要应根据脏腑学说及从实际中总结出来的疾病传变规律，更好地运用于临床，以指导防治工作。

第七十八难 论针刺补泻的手法

[原文] 七十八难曰：针有补泻，何谓也？

然：补泻之法，非必呼吸出内[1]针也。知为针者，信其左[2]；不知为针者，信其右[2]。当刺之时，先以左手厌[3]按所针荥俞之处，弹而努之[4]，爪而下之[5]，其气之来，如动脉之状，顺针而刺之。得气因推而内之，是谓补；动而伸之[6]，是谓泻。不得气，乃与男外女内[7]；不得气，是为十死不治也。

[注释]

[1] 呼吸出内：是针刺补泻法的一种，吸气时进针，呼气时出针，为泻法，反之即为补法。

[2] 信其左，信其右：信，信赖，善用的意思。信其左，是说在针刺时，信赖其左手。用左手之法，即下文所谓"弹而努之，爪而下之"。信其右，是说只信赖其持针的右手。

[3] 厌：压的意思。

[4] 弹而努之：弹，是以手指弹击所针穴的皮肤。努，怒张的意思。弹而努之，即在进针的穴位上，轻弹其皮肤，使气血贯注，脉络和肌肉怒张。

[5] 爪而下之：即以左手爪甲稍用力掐住进针穴位，使其固定，亦可使该处皮肤感觉较为迟钝，减少进针时的痛感。

[6] 动而伸之：动，是将针摇动。伸，舒展，即引气外出的意思。

[7] 男外女内：外内，是指浅刺、深刺的提插法。《难经本义》说："若停针候气，久而不至，乃与男子则浅其针而候之卫气之分，女子则深其针而候之营气之分"。

[语译]　七十八难问：针刺有补法和泻法，是怎样进行操作的？

答：补泻的针法，并不是必须以呼吸出纳作为行针的唯一方法。很懂得针法的人，兼信赖他的左手；不很懂得针法的人，只信赖他的右手。当针刺的时候，先以左手压按所刺荥俞的部位，用手指轻弹皮肤使脉络和肌肉紧张，再用爪甲稍用力向下掐切，当经脉之气来的时候，好像动脉搏动的形状，就顺势将针刺入，等到针下得气，便把针推进而纳入深部，这就叫做补法；摇动针身而引气外出的，这就叫做泻法。假如进针后不得气，就当用男子浅提、女子深插的方法；如果仍然不能得气，这是一种难以治疗的死证。

第七十九难　论迎随和母子补泻法的结合

[原文]　七十九难曰：经言迎而夺[1]之，安得无虚？随而济[2]之，安得无实？虚之与实，若得、若失[3]；实之与虚，若有、若无[4]。何谓也？

然：迎而夺之者，泻其子也；随而济之者，补其母也。假令心病，泻手心主俞，是谓迎而夺之者也；补手心主井，是谓随而济之者也。所谓实之与虚者，牢濡之意也。气来实牢者为得，濡虚者为失，故曰若得、若失也。

[注释]

[1] 夺：强取。这里是泻其有余的意思。

[2] 济：援助、增益。这里是补其不足的意思。

[3] 虚之与实，若得、若失：即虚证用补法后，患者感觉正气充实，症状好转，若有所得；实证用泻法后，患者感觉邪气衰退，症状减轻，若有所失。

[4] 实之与虚，若有、若无：即实证针刺时，医生指下有紧牢充实之感为有气，亦即下文所谓"气来牢实者为得"；虚证针刺时，医生指下有软弱空虚之感为无气，亦即下文所谓"濡虚者为失"。有与得、无与失，文义可以互通。

[语译] 七十九难问：医经上说，运用迎其经脉之气而强取的泻法，怎能不使得邪气由实转虚呢？运用随其经脉之气而助益的补法，怎能不使得正气由虚转实呢？针刺虚证和实证，虚用补法会若有所得，实用泻法会若有所失；针刺实证和虚证，实证指下会感觉紧牢充实有气，虚证指下会感觉软弱空虚无气。这些应该怎样理解呢？

答：迎而夺之的泻法，就是泻其子穴；随而济之的补法，就是补其母穴。例如心脏发生疾病，就当针泻手心主（即手厥阴心包络经）的俞穴，这就是所说迎而夺之的泻法；针补手心主的井穴，这就是所说随而济之的补法。所说实证与虚证的得失，是指针刺时指下感觉紧牢充实或软弱空虚的意思，指下感觉气来紧牢充实的就称为得，感觉软弱空虚的就称为失，所以说若有所得、若有所失。

第八十难 论候气进针与出针

[原文] 八十难曰：经言有见[1]如入，有见如出者，何

谓也？

然：所谓有见如入、有见如出^①者，谓左手见气来至，乃内针，针入见气尽，乃出针。是谓有见如入、有见如出也。

[校勘]

① 有见如出：原无。《难经本义》说，"所谓有见如入下，当欠有见如出四字"，据补。

[注释]

[1] 见：同现。即显现的意思。

[语译]　八十难问：医经上说，有见如入，有见如出，是什么意思？

答：所谓有见如入，有见如出，就是说先用左手压穴，指下显现经气来到时，然后推针刺入；当针入后显现经气已散时，然后出针。这就是所谓有见如入、有见如出的意思。

第八十一难　论虚实证误用补泻的后果

[原文]　八十一难曰：经言无实实虚虚，损不足而益有余。是寸口脉耶？将病自有虚实耶？其损益奈何？

然：是病，非谓寸口脉也。谓病自有虚实也。假令肝实而肺虚，肝者木也，肺者金也，金木当更相平，当知金平木。假令肺实而肝虚，微少气，用针不补其肝，而反重实其肺，故曰实实虚虚，损不足而益有余。此者中工之所害也。

[语译]　八十一难问：医经上说，不要用补法治疗实证、用泻法治疗虚证，以致损害其不足而反补益其有余。这是指寸口脉的虚实呢？还是指疾病本身的虚实呢？它所造成的损害和补益的错误情况怎样呢？

答：这是指疾病，不是指寸口脉。是指疾病本身所有的虚实。假如是肝实肺虚的病，肝是属木的，肺是属金的，金与木本应相互制约，这就应该懂得用补肺泻肝法，使金能够平木。

假如是肺实肝虚的病，肝气微弱不足，用针刺治疗不补偏虚的肝，而反更加补益偏盛的肺，所以说错误地补实泻虚，以致损害不足而补益有余。这些就是中等医工所造成的伤害。

[按语] 虚者补之，实者泻之，这是虚实证的治疗原则。本难例举了肝实肺虚与肺实肝虚的治疗，告诫在临床上切莫"损不足而益有余"，必须认真辨证，正确施治，否则就会造成在治疗原则上的错误。

附：主要校勘版本和参考书目

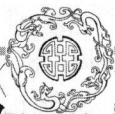

《黄帝内经素问》1956年人民卫生出版社影印明·顾从德本（简称《素问》）

《黄帝内经灵枢》1964年人民卫生出版社出版刘衡如校勘本（简称《灵枢》）

《针灸甲乙经》晋·皇甫谧著，1963年人民卫生出版社刘衡如校勘本（简称《甲乙经》）

《脉经》晋·王叔和著，1956年人民卫生出版社影印元广勤书堂刊本

《难经》明刻《医要集览六种》本（简称明本《难经》）

《黄帝八十一难经正本》张骥校补，1937年成都义生堂刻本

《难经集注》吴·吕广等注，明·王九思等辑，1963年人民卫生出版社据商务印书馆《守山阁丛书》本重印

《黄帝八十一难经纂图句解》宋·李子野著，上海涵芬楼影印正统道藏本（简称《难经句解》）

《图注八十一难经》明·张世贤著，江左书林刊本

《难经经释》清·徐灵胎著，1727年（清雍正5年）徐氏洄溪草堂精刻本

《古本难经阐注》清·丁锦著，1958年上海卫生出版社据嘉庆庚申（1800年）种竹堂山房本校印

《难经悬解》清·黄元御著，1872年（清同治11年）阳

湖冯氏刊本

《增辑难经本义》清·周学海增辑，1891 年（清光绪 17 年）周氏校刊本

《难经正义》清·叶霖著，1936 年世界书局印行《珍木医书集成》本

《难经汇注笺正》张山雷著，1961 年上海科学技术出版社出版

《难经集义》吴保神著，1935 年上海中医书局印本

《难经译释》南京中医学院医经教研组编著，1961 年上海科学技术出版社出版

《难经白话解》陈璧琉编著，1963 年人民卫生出版社出版

《难经注疏》日本·名古屋玄医著，1932 年上海中医书局印本

《难经古义》日本·滕万卿著，1936 年世界书局印行《珍本医书集成》本

《难经疏证》日本·丹波元胤著，1957 年人民卫生出版社出版《皇汉医学丛书》本